INTELIGÊNCIA ARTIFICIAL E BIG DATA APLICADOS À ENFERMAGEM

Evidência, ética e governança do cuidado orientado por dados

Fabrício José Souza Bastos

Enfermeiro. COREN-BA 94871. Doutor em Ciências pela Escola de Enfermagem de Ribeirão Preto da Universidade de São Paulo (EERP-USP). Professor Adjunto do Departamento de Ciências da Saúde da Universidade Estadual de Santa Cruz (UESC). ORCID 0000-0002-6931-4652.

1ª edição — 2026

APRESENTAÇÃO

Este livro trata de uma transformação que já ocorre nos serviços de saúde brasileiros, ainda que raramente sob o controle de quem mais a sustenta com dados. Sistemas preditivos calculam risco de lesão por pressão a partir de escalas preenchidas por enfermeiros; sensores vestíveis substituem a aferição episódica por monitorização contínua; modelos de carga de trabalho orientam decisões de dimensionamento. Em quase todos esses arranjos, a enfermagem aparece como fonte de dado e como destinatária de alerta — raramente como participante da decisão que define o que será predito, com que finalidade e sob que responsabilidade.

A obra sustenta uma tese e a examina em nove capítulos: a inteligência artificial não substitui o julgamento clínico do enfermeiro, mas redistribui o trabalho cognitivo entre o profissional e o sistema, e essa redistribuição precisa ser deliberadamente governada. O percurso vai dos fundamentos conceituais mínimos — *Machine Learning*, Processamento de Linguagem Natural, interoperabilidade — à discussão do prontuário eletrônico como infraestrutura, das aplicações clínicas por finalidade, do cuidado centrado no paciente à luz da teoria de enfermagem, da ética profissional e da governança institucional, até as competências e a formação.

O décimo capítulo tem natureza distinta. Ele descreve como este livro foi escrito com auxílio de inteligência artificial, registra o protocolo empregado, expõe os erros que o processo produziu e oferece um roteiro reproduzível para quem queira escrever textos científicos com esse apoio. Sua inclusão é uma exigência de coerência: um livro que reivindica governança explícita para sistemas algorítmicos aplicados ao cuidado não pode omitir a governança do processo que o produziu.

O texto foi escrito para acadêmicos e profissionais de enfermagem. Não pressupõe formação em computação e não a exige em nenhum momento — pressupõe, sim, disposição para ler criticamente números que costumam ser apresentados como conclusivos.

DECLARAÇÃO DE USO DE INTELIGÊNCIA ARTIFICIAL

Na elaboração desta obra foi utilizado o assistente de inteligência artificial Claude, em ambiente Cowork, entre agosto e setembro de 2026, nas seguintes tarefas: busca de literatura científica, recuperação de metadados bibliográficos, leitura e extração de documentos normativos em fonte primária, redação de versões preliminares do texto, elaboração da figura e formatação do documento.

Todas as fontes citadas foram verificadas em suas publicações originais. A definição do tema, da estrutura argumentativa, do referencial teórico e das conclusões, bem como a revisão final do texto, foram realizadas pelo autor, que assume responsabilidade integral pelo conteúdo publicado.

A ferramenta de inteligência artificial não é listada como autora, em conformidade com as recomendações do International Committee of Medical Journal Editors (ICMJE) e do Committee on Publication Ethics (COPE). O Capítulo 10 descreve em detalhe o protocolo empregado, os erros detectados no processo e os mecanismos de verificação adotados.

SUMÁRIO

1 INTRODUÇÃO

A enfermagem é, historicamente, a profissão que mais produz dados no interior dos serviços de saúde. A cada turno, o enfermeiro e sua equipe registram sinais vitais, escalas de risco, balanços hídricos, respostas a intervenções, intercorrências e observações narrativas sobre o comportamento e o sofrimento do paciente. Nenhuma outra categoria profissional mantém contato tão contínuo com o doente nem documenta essa continuidade com tamanha densidade. Essa produção, contudo, raramente retorna à profissão sob a forma de conhecimento utilizável. O registro de enfermagem tem sido tratado, na prática institucional, sobretudo como instrumento de comprovação jurídica e de faturamento, e não como matéria-prima de análise clínica. A profissão que mais gera dados é, paradoxalmente, aquela que menos os consome.

A digitalização dos prontuários alterou as condições materiais desse paradoxo, sem resolvê-lo. Ao migrar do papel para o registro eletrônico, o cuidado de enfermagem tornou-se, em princípio, recuperável, agregável e analisável em escala. Ao mesmo tempo, a informatização transferiu para o enfermeiro uma carga documental que compete diretamente com o tempo de assistência: estudo observacional conduzido em unidades de terapia intensiva de um centro norte-americano estimou que enfermeiros dedicavam cerca de 17,5% do turno ao prontuário eletrônico — aproximadamente 346 horas anuais por profissional em regime integral —, com predomínio absoluto da atividade de documentação sobre a de leitura do registro (KHAN et al., 2022). A digitalização, portanto, não é neutra: ela reorganiza o trabalho de enfermagem antes mesmo de qualquer algoritmo entrar em cena.

É sobre esse substrato que se instalam a *Inteligência Artificial* (IA) e o *Big Data* em saúde. O termo *Machine Learning* (aprendizado de máquina) designa a família de métodos que derivam regras a partir dos próprios dados, em vez de recebê-las de um especialista; o *Processamento de Linguagem Natural* (PLN) designa o conjunto de técnicas que tornam computável o texto livre — precisamente onde se aloja a parte mais rica e menos estruturada da anotação de enfermagem;

e *interoperabilidade* designa a capacidade de sistemas distintos trocarem dados preservando-lhes o significado, condição sem a qual nenhuma das duas primeiras capacidades opera em escala. A esses elementos soma-se, mais recentemente, o fluxo proveniente de dispositivos vestíveis e sensores conectados (*Internet das Coisas*, IoT), que substitui a aferição episódica de sinais vitais por monitorização contínua, dentro e fora do hospital.

A literatura de enfermagem sobre o tema cresceu rapidamente, mas de modo assimétrico. Revisão de escopo que examinou 93 estudos publicados entre 2010 e 2021 constatou que a maioria absoluta se concentrava nas fases iniciais do ciclo tecnológico — desenvolvimento (59,1%) e teste (30,1%) —, ao passo que apenas 9,7% alcançavam a fase de implementação e 1,1% a fase operacional; considerações éticas estavam ausentes em 36,6% dos trabalhos e um terço deles havia sido conduzido sem qualquer participação de enfermeiros (VON GERICH et al., 2021). Revisões mais recentes confirmam a persistência do padrão: os ganhos relatados em predição de risco, apoio à decisão e eficiência operacional convivem com validação externa insuficiente, dependência de dados de instituição única e envolvimento marginal da enfermagem no desenho dos modelos (EL ARAB et al., 2025; RONY et al., 2025).

Esse descompasso entre desempenho relatado e desempenho em uso justifica o tom analítico adotado neste capítulo. Dois episódios servem de advertência permanente. O primeiro é o modelo comercial de predição de sepse mais difundido nos Estados Unidos, implantado em centenas de hospitais e cuja validação externa independente encontrou área sob a curva ROC de 0,63, deixando de identificar 67% dos pacientes que desenvolveram sepse enquanto disparava alertas em 18% de todas as internações (WONG et al., 2021). O segundo é o algoritmo de gestão populacional que, ao usar custo assistencial como variável-substituta de necessidade de saúde, atribuía a pacientes negros escores de risco equivalentes aos de pacientes brancos clinicamente menos graves, reduzindo o acesso daquele grupo a programas de cuidado ampliado (OBERMEYER et al., 2019). Em ambos os casos, o problema não estava na técnica estatística, mas na formulação do problema clínico — território no qual a enfermagem tem competência específica e, até aqui, participação escassa.

A tese que organiza este capítulo pode ser enunciada de forma direta: a IA aplicada à enfermagem não substitui o julgamento clínico do enfermeiro, mas redistribui o trabalho cognitivo entre o profissional e o sistema, e essa redistribuição precisa ser deliberadamente governada. Deixada ao acaso, ela tende a deslocar a atenção do leito para a tela, a transferir responsabilidade sem transferir autoridade e a reproduzir, com aparência de objetividade, as desigualdades já inscritas nos dados. Conduzida com critério, pode devolver tempo assistencial, antecipar deterioração clínica e tornar visível a contribuição da enfermagem para os desfechos do paciente.

O capítulo está organizado em nove seções. Após esta introdução, a seção 2 estabelece os fundamentos conceituais mínimos. A seção 3 examina o prontuário eletrônico como infraestrutura de dados de enfermagem e discute terminologias e interoperabilidade, com atenção ao arranjo brasileiro. A seção 4 trata do sensoriamento contínuo por dispositivos vestíveis e IoT. A seção 5 sistematiza as aplicações clínicas por finalidade. A seção 6 discute a IA como mediadora do cuidado centrado no paciente. A seção 7 aborda ética profissional, governança e responsabilidade, à luz do Código de Ética dos Profissionais de Enfermagem e da Lei Geral de Proteção de Dados Pessoais. A seção 8 trata das competências e da formação. A seção 9 apresenta as considerações finais e uma agenda de pesquisa.

2 DO DADO AO CUIDADO: FUNDAMENTOS CONCEITUAIS

2.1 Big Data em saúde: para além do volume

A expressão *Big Data* costuma ser reduzida à ideia de grandes quantidades de informação, o que empobrece o conceito e desloca a discussão para um terreno improdutivo. Em saúde, o que caracteriza o fenômeno não é apenas o **volume**, mas a combinação deste com a **velocidade** de geração — um sensor de leito produz, sozinho, mais registros em um turno do que a aferição manual em uma internação inteira —, a **variedade** de formatos (dados estruturados de laboratório, escalas ordinais, texto livre da evolução, curvas fisiológicas, imagens) e, sobretudo, a **veracidade**, isto é, o grau em que o dado registrado corresponde ao que efetivamente ocorreu com o paciente.

Para a enfermagem, a veracidade é o atributo decisivo. Um balanço hídrico transcrito ao final do turno, uma escala de Braden preenchida por hábito e não por avaliação, uma pressão arterial copiada da aferição anterior — todos produzem dados sintaticamente válidos e clinicamente falsos. Como nenhum método analítico corrige um dado que não foi observado, a qualidade do registro deixa de ser questão administrativa e passa a ser condição de possibilidade da análise. Essa é a primeira consequência prática do capítulo: **a acurácia de qualquer modelo aplicado à enfermagem está limitada pela acurácia da anotação de enfermagem.**

2.2 Automação por regras e aprendizado de máquina

É necessário distinguir dois regimes tecnológicos frequentemente confundidos sob o rótulo genérico de "inteligência artificial".

No primeiro, a **automação por regras**, o comportamento do sistema é integralmente especificado por um humano: se a frequência respiratória exceder determinado limiar, dispare o alerta; se houver prescrição concomitante de dois fármacos incompatíveis, exiba a advertência. A lógica é auditável linha a linha, o erro é rastreável e a responsabilidade é atribuível a quem escreveu a regra. A maior parte dos sistemas de apoio à decisão hoje existentes nos serviços brasileiros pertence a essa categoria, incluindo os escores de alerta precoce informatizados.

No segundo regime, o **Machine Learning** (aprendizado de máquina), o sistema deriva as regras a partir dos próprios dados. Convém reter três modalidades:

a) **Aprendizado supervisionado** — o modelo recebe exemplos rotulados (pacientes que desenvolveram e que não desenvolveram lesão por pressão) e aprende a função que separa os dois grupos. É a modalidade dominante nas aplicações de predição de risco em enfermagem.

b) **Aprendizado não supervisionado** — não há rótulo; o modelo agrupa registros por semelhança, revelando subgrupos ou fenótipos que não haviam sido previamente definidos. Aplica-se à identificação de padrões de resposta ao cuidado e à segmentação de perfis de carga de trabalho.

c) **Aprendizado profundo** (*deep learning*) — arquiteturas em múltiplas camadas que constroem, elas próprias, as representações intermediárias dos dados, dispensando a especificação manual de variáveis. Ganha vantagem sobre os métodos anteriores em dados de alta dimensionalidade, como sinais fisiológicos contínuos e texto (WANGPITIPANIT et al., 2024).

A diferença ética entre os dois regimes é substantiva. Na automação por regras, o profissional pode reconstruir o raciocínio do sistema; no aprendizado de máquina, frequentemente não pode. Essa opacidade não é um defeito acidental a ser corrigido no futuro, mas uma característica estrutural de certas classes de modelo — o que transfere o problema da explicabilidade do plano técnico para o plano da governança institucional, tema retomado na seção 7.

2.3 Processamento de Linguagem Natural

Entre 60% e 80% da informação armazenada em prontuários eletrônicos encontra-se em texto livre, permanecendo largamente inutilizada para fins secundários (HOSSAIN et al., 2023; LI et al., 2022). Na enfermagem, essa fração concentra justamente o que as escalas não capturam: a descrição do comportamento, da resposta subjetiva à dor, da interação com a família, da recusa ou adesão ao cuidado.

O **Processamento de Linguagem Natural** (PLN) reúne as técnicas que tornam esse texto computável. Suas tarefas mais relevantes para a enfermagem são o reconhecimento de entidades (identificar, na evolução, menções a sintomas, dispositivos ou intervenções), a classificação de documentos (sinalizar registros que contenham determinado achado) e a sumarização (condensar o conteúdo de múltiplas anotações). Estudo conduzido sobre notas clínicas demonstrou que a construção de vocabulários ampliados a partir de terminologias de referência, incorporando abreviaturas, erros de grafia e expressões idiossincráticas do registro real, elevou substancialmente a identificação de sintomas de interesse da enfermagem — constipação, humor deprimido, sono perturbado, fadiga e palpitações (KOLECK et al., 2020). O achado é instrutivo: o obstáculo ao PLN em enfermagem não é a sofisticação do algoritmo, mas a distância entre a linguagem normatizada e a linguagem efetivamente escrita à beira do leito.

2.4 Como se lê o desempenho de um modelo

Três noções bastam para que o enfermeiro leia criticamente a literatura da área e, sobretudo, as apresentações comerciais de fornecedores.

A **discriminação**, habitualmente expressa pela área sob a curva ROC (AUROC), mede a capacidade do modelo de ordenar corretamente pacientes de maior e menor risco. É a métrica mais divulgada e a mais superestimada: valores acima de 0,85 são rotineiramente relatados em estudos de desenvolvimento e caem de forma consistente sob validação externa (WANG et al., 2025).

A **calibração** mede se a probabilidade predita corresponde à frequência observada. Um modelo bem discriminado e mal calibrado ordena pacientes corretamente, mas informa números de risco que não podem ser lidos como probabilidades — situação perigosa quando o número orienta a decisão clínica.

O **valor preditivo positivo** (VPP) mede quantos dos alertas emitidos correspondem a eventos reais. Em desfechos de baixa prevalência — sepse, lesão por pressão adquirida, parada cardiorrespiratória —, mesmo modelos com boa discriminação produzem VPP baixo. Validação prospectiva multicêntrica da segunda versão de um modelo comercial de predição de sepse, conduzida em quatro sistemas de saúde norte-americanos, encontrou AUROC entre 0,82 e 0,92, mas VPP entre 0,13 e 0,26, com elevado número necessário para avaliar e alta carga de alertas (WONG et al., 2026). Traduzido para a rotina assistencial: entre quatro e oito alertas para cada evento verdadeiro, todos consumindo atenção da equipe de enfermagem.

Essa é a razão pela qual métricas isoladas não decidem a adoção de um modelo. O que decide é a relação entre o benefício do alerta verdadeiro, o custo do alerta falso e a capacidade concreta da equipe de responder a ambos — cálculo que só pode ser feito localmente, com participação de quem responderá aos alertas.

Quadro 1 — Termos essenciais e sua tradução para a prática de enfermagem

Termo	Definição operacional	Implicação para a enfermagem
Big Data	Conjunto de dados cujo volume, velocidade, variedade e veracidade excedem o tratamento convencional	A anotação de enfermagem é a maior fonte não explorada desse conjunto
Machine Learning	Métodos que derivam regras a partir dos dados, sem especificação humana prévia	Desloca parte do raciocínio de risco do profissional para o sistema
Aprendizado supervisionado	Modelo treinado com desfechos previamente rotulados	Base das escalas preditivas automatizadas (LPP, quedas, deterioração)

Termo	Definição operacional	Implicação para a enfermagem
Aprendizado não supervisionado	Agrupamento de registros por semelhança, sem rótulo prévio	Identificação de fenótipos e perfis de carga de trabalho
PLN	Técnicas que tornam computável o texto livre	Torna analisável a evolução de enfermagem, hoje inerte
AUROC	Capacidade de ordenar pacientes por risco	Métrica mais divulgada e menos suficiente
Calibração	Correspondência entre risco predito e observado	Determina se o número exibido pode orientar conduta
Valor preditivo positivo	Proporção de alertas que correspondem a eventos reais	Determina a carga de alertas falsos sobre a equipe
Interoperabilidade	Troca de dados entre sistemas com preservação de significado	Condição para que o dado de enfermagem circule e seja reutilizado

Figura 1 — Cadeia de transformação do dado em cuidado

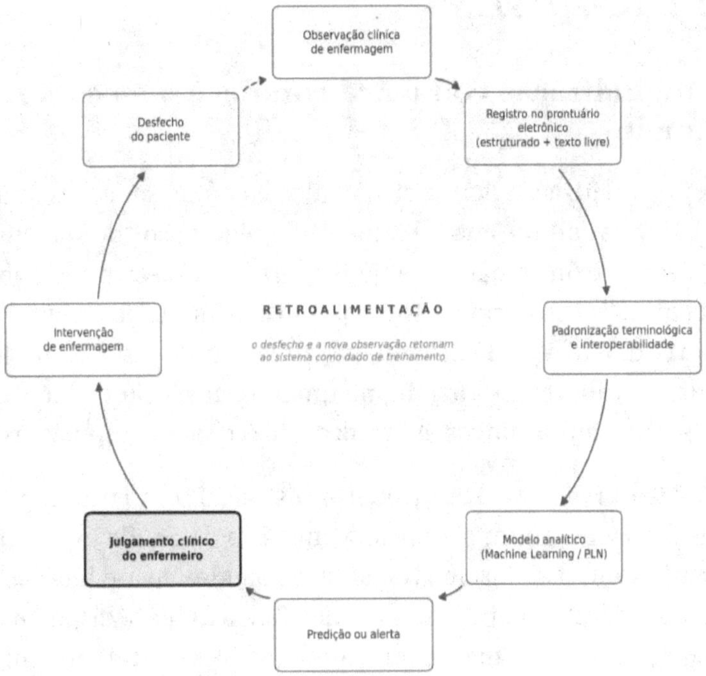

Fonte: elaborada pelos autores.

A figura explicita dois pontos que o capítulo sustenta. O primeiro é que o julgamento clínico do enfermeiro ocupa posição intermediária obrigatória entre a saída do modelo e a intervenção — não é etapa dispensável nem formalidade. O segundo é que a cadeia é circular: o desfecho e a nova observação retornam ao sistema como dado de treinamento, de modo que erros de registro e vieses de conduta não permanecem estáticos, mas se acumulam a cada ciclo.

3 O PRONTUÁRIO ELETRÔNICO COMO INFRAESTRUTURA DE DADOS DE ENFERMAGEM

3.1 A digitalização como pré-condição, não como finalidade

A informatização do registro clínico costuma ser apresentada como conquista em si mesma. Trata-se de equívoco de perspectiva: o prontuário eletrônico não é o objetivo, mas a infraestrutura sobre a qual qualquer análise posterior se torna possível. Um registro digitalizado que reproduz, em tela, a lógica do papel — campos de texto livre sem estrutura, escalas transcritas manualmente, ausência de identificadores comuns — produz arquivos eletrônicos, não dados computáveis.

O caso brasileiro ilustra bem a distinção. O Censo das Unidades Básicas de Saúde, conduzido pelo Ministério da Saúde em parceria com Conasems, Conass, Conselho Nacional de Saúde, Opas e Ipea, apurou que 97,6% das UBS utilizam prontuário eletrônico e 94,6% dispõem de acesso à internet, com 77,8% mantendo computadores conectados em todos os consultórios (BRASIL, 2025). Os mesmos dados, contudo, registram que apenas 9,3% das unidades compartilham o registro eletrônico com hospitais públicos. A digitalização, portanto, está praticamente universalizada na atenção primária; a circulação do dado entre níveis de atenção, não. O que existe é um parque informatizado fragmentado — muitos registros eletrônicos, poucos dados em trânsito.

Essa distinção tem consequência direta para a enfermagem. A continuidade do cuidado, princípio estruturante da profissão, depende de que a avaliação realizada na unidade básica esteja disponível ao enfermeiro que recebe o mesmo paciente no pronto-socorro. Sem interoperabilidade, o enfermeiro hospitalar refaz integralmente a coleta de dados que já havia sido feita semanas antes, e o dado produzido na atenção primária permanece inerte no sistema que o originou.

3.2 A estruturação do registro: linguagens padronizadas

Para que o cuidado de enfermagem se torne analisável, é preciso que ele seja representado de modo consistente. A Resolução Cofen nº 736/2024 dispõe que o Processo de Enfermagem deve ser realizado de modo deliberado e sistemático em todo contexto socioambiental onde ocorra cuidado de enfermagem, organizando-se em cinco etapas — avaliação, diagnóstico, planejamento, implementação e evolução —, apoiadas em teorias e modelos de cuidado, sistemas de linguagens padronizadas e instrumentos validados de predição de risco, com documentação obrigatória em prontuário físico ou eletrônico (COFEN, 2024). A resolução, portanto, não apenas admite o registro eletrônico: ela vincula a execução do Processo de Enfermagem ao uso de linguagem padronizada, o que constitui, do ponto de vista informacional, a condição de computabilidade do cuidado.

Três famílias terminológicas concorrem e se complementam nesse campo. A **CIPE** — Classificação Internacional para a Prática de Enfermagem, conhecida internacionalmente pela sigla inglesa **ICNP** (*International Classification for Nursing Practice*) —, mantida pelo Conselho Internacional de Enfermeiros, organiza diagnósticos, intervenções e resultados em eixos combináveis, com subconjuntos específicos por contexto de prática. O conjunto **NANDA-I/NIC/NOC** articula três classificações complementares: a **NANDA-I**, sigla hoje empregada como denominação própria da NANDA International, Inc., organização originada da *North American Nursing Diagnosis Association* e internacionalizada em 2002, responsável pela taxonomia de diagnósticos de enfermagem; a **NIC** (*Nursing Interventions Classification*, Classificação das Intervenções de Enfermagem); e a **NOC** (*Nursing Outcomes Classification*, Classificação dos Resultados de Enfermagem), ambas desenvolvidas na Universidade de Iowa e de ampla penetração no ensino brasileiro. E a **SNOMED CT** (*Systematized Nomenclature of Medicine — Clinical Terms*, Nomenclatura Sistematizada de Medicina — Termos Clínicos) funciona como terminologia clínica de referência multiprofissional, à qual as demais podem ser mapeadas.

A relação entre elas é mais tensa do que sugerem os manuais. Estudo que mapeou diagnósticos e intervenções efetivamente documentados por enfermeiros durante a pandemia de covid-19 encontrou cobertura de 85,4% e 100% na SNOMED CT, contra 79,2% e 85% na CIPE 2019 e 70,8% e 83,3% no conjunto de referência da CIPE 2021, com dez diagnósticos de enfermagem sem correspondente nesta última (THORODDSEN et al., 2022). Revisão de escopo sobre a implantação da SNOMED CT na enfermagem examinou 29 estudos e constatou que todos permaneciam na fase de mapeamento pré-aplicação, sem qualquer evidência de uso efetivo na prática assistencial (KIM et al., 2019). No contexto nacional, revisão integrativa concluiu que o emprego da SNOMED CT é incipiente, justificando estudos voltados ao mapeamento da interoperabilidade entre os sistemas de linguagem padronizada já em uso — notadamente NANDA-I, CIPE e Sistema Omaha (SILVA et al., 2020).

O quadro é, portanto, o de uma profissão que dispõe de terminologias maduras, mas que ainda as utiliza predominantemente como instrumento pedagógico e de organização do raciocínio, e não como estrutura de dados. A consequência é conhecida: o cuidado de enfermagem permanece pouco visível nos repositórios clínicos e, por isso, sub-representado nas análises que orientam decisões institucionais e políticas.

3.2.1 Um exemplo de mapeamento: o risco de lesão por pressão

A distância entre terminologias deixa de ser abstrata quando se acompanha um único juízo clínico ao longo dos três sistemas. Tome-se a situação corriqueira: o enfermeiro avalia, na admissão, um paciente idoso, acamado, com mobilidade reduzida e incontinência, e conclui que há risco de lesão por pressão. Esse juízo é um só; sua representação, não.

Na **CIPE**, o enunciado é construído por combinação de termos dos eixos da classificação — um termo do eixo Foco (integridade da pele, lesão por pressão), um do eixo Julgamento (risco de, prejudicado) e, quando pertinente, termos dos eixos Localização, Tempo ou Cliente. A lógica é combinatória e aberta: o enfermeiro compõe o enunciado, e a mesma condição clínica pode ser expressa em mais de uma formulação válida. Isso confere flexibilidade descritiva e, simultaneamente, introduz variabilidade — duas equipes podem registrar o mesmo risco com enunciados distintos, ambos corretos.

Na **NANDA-I**, o diagnóstico é uma entidade pré-coordenada, com título fixo, definição, fatores de risco e população em risco especificados na própria taxonomia. Não se compõe o enunciado: seleciona-se o diagnóstico cujo conjunto de fatores de risco corresponde aos achados da avaliação. A lógica é fechada e, por isso, mais reprodutível entre profissionais, mas menos plástica diante de situações que a taxonomia não previu. A revisão periódica da classificação, que altera títulos e desmembra diagnósticos entre edições, cria ainda um problema de continuidade histórica: séries temporais construídas sobre versões distintas não são diretamente comparáveis.

Na **SNOMED CT**, o mesmo conteúdo é representado por conceitos identificados por códigos numéricos permanentes, organizados em hierarquias com relações formalmente definidas, e passível de pós-coordenação — isto é, de composição de conceitos para expressar nuances não previstas em um termo pré-existente. É a estrutura mais adequada ao processamento computacional e à interoperabilidade semântica, e a mais distante do vocabulário com que o enfermeiro efetivamente pensa e escreve.

O Quadro 2 sintetiza o percurso e explicita o que se perde em cada travessia.

Quadro 2 — Um juízo clínico em três terminologias

Dimensão	CIPE/ICNP	NANDA-I	SNOMED CT
Lógica de construção	Combinatória (eixos)	Pré-coordenada (título fixo)	Hierárquica, com pós-coordenação
Quem compõe o enunciado	O enfermeiro, no momento do registro	A taxonomia, previamente	O modelo terminológico
Vantagem principal	Plasticidade descritiva	Reprodutibilidade entre profissionais	Computabilidade e interoperabilidade

Dimensão	CIPE/ICNP	NANDA-I	SNOMED CT
Limitação principal	Variabilidade entre registros equivalentes	Rigidez diante do caso não previsto	Distância do vocabulário assistencial
Perda típica na travessia	Enunciados equivalentes não se agregam	Nuance clínica que a taxonomia não prevê	Intenção clínica e contexto do julgamento

Três consequências merecem registro.

A primeira é que o mapeamento entre terminologias **não é bijetivo**. Não há correspondência de um para um entre os conceitos das três famílias, e a evidência empírica já discutida demonstra a assimetria: dez diagnósticos de enfermagem documentados na prática não encontraram correspondente no conjunto de referência da CIPE 2021, ainda que a cobertura da SNOMED CT alcançasse 85,4% dos diagnósticos e 100% das intervenções (THORODDSEN et al., 2022). Todo mapeamento é, portanto, uma operação com perda, e a decisão sobre o que se perde é clínica, não técnica.

A segunda é que a escolha terminológica **antecede e condiciona a análise**. Se um serviço registra o risco de lesão por pressão em texto livre, o dado só se tornará analisável por PLN, com o custo e a imprecisão inerentes. Se o registra em CIPE sem subconjunto padronizado localmente, enunciados equivalentes se dispersarão e a incidência aparecerá subestimada. Se o registra em NANDA-I, obterá contagens consistentes, mas dificilmente comparáveis a séries de outra instituição que use classificação distinta. Nenhuma dessas escolhas é neutra em relação ao que se poderá afirmar depois sobre a qualidade do cuidado prestado.

A terceira é que a tarefa de mapear é da enfermagem. Quando delegada ao fornecedor do sistema ou à equipe de tecnologia da informação, a correspondência entre conceitos passa a ser decidida por quem não domina o significado clínico dos termos — e o resultado, como demonstram os estudos de mapeamento, é a perda silenciosa de precisão diagnóstica no momento em que o dado atravessa a fronteira entre sistemas (KIM et al., 2019; RANEGGER et al., 2024).

3.3 Interoperabilidade: três níveis e um padrão

O termo interoperabilidade é frequentemente empregado como sinônimo de “conectar sistemas”, o que oculta suas camadas. Convém distingui-las (Quadro 3).

A **interoperabilidade sintática** garante que os sistemas troquem mensagens em formato mutuamente legível — que o arquivo enviado possa ser aberto e decomposto pelo receptor. A **interoperabilidade semântica** garante que o conteúdo dessas mensagens signifique a mesma coisa nos dois sistemas: que “risco de lesão por pressão” registrado na origem seja compreendido como o mesmo conceito no destino, e não confundido com “lesão por pressão presente”. A **interoperabilidade organizacional** garante que existam acordos, fluxos de trabalho e responsabilidades definidas que tornem o dado efetivamente utilizado — não basta que ele chegue, é preciso que alguém tenha a atribuição de lê-lo e agir.

O padrão **HL7 FHIR** — sigla de *Health Level Seven — Fast Healthcare Interoperability Resources*, em que “Health Level Seven” remete à sétima camada, de aplicação, do modelo de referência OSI — tornou-se, na última década, a referência internacional para as duas primeiras camadas, ao decompor a informação clínica em recursos modulares recuperáveis por interfaces web. No Brasil, a **Rede Nacional de Dados em Saúde** (RNDS) constitui a plataforma oficial de interoperabilidade do Ministério da Saúde, destinada a conectar sistemas de saúde públicos e privados em âmbito nacional, permitindo ao profissional acessar o histórico clínico do paciente durante o atendimento, ao gestor obter informação agregada para planejamento e ao cidadão consultar seus próprios dados (BRASIL, [2025?]). A RNDS integra a **Estratégia de Saúde Digital para o Brasil 2020-2028**, que estabelece as diretrizes de transformação digital do SUS no período (BRASIL, 2020).

A adesão da enfermagem a esse arranjo é, até aqui, marginal. Os conjuntos de dados priorizados na RNDS concentram-se em registros de imunização, exames laboratoriais, dispensação de medicamentos e sumários de alta — informações majoritariamente médicas ou administrativas. Diagnósticos, intervenções e resultados de enfermagem não figuram entre os elementos prioritários. Enquanto assim permanecer, a interoperabilidade nacional será construída sem o cuidado de enfermagem, e não apenas sem os enfermeiros.

3.4 Qualidade do dado como responsabilidade clínica

Duas objeções costumam ser levantadas quando se propõe maior estruturação do registro. A primeira é que ela aumentaria a carga documental; a segunda, que reduziria a riqueza descritiva da anotação de enfermagem. Ambas merecem exame.

A carga documental é problema real e mensurado. Revisão de escopo que analisou 35 estudos sobre *documentation burden* entre médicos e enfermeiros identificou onze construtos distintos de esforço e tempo, mas concluiu pela ausência de medidas padronizadas e validadas do fenômeno (MOY et al., 2021). Estudo transversal específico da enfermagem encontrou correlação de fraca a moderada entre carga documental e síndrome de *burnout*, com a baixa usabilidade do prontuário eletrônico associada a ambos (GESNER et al., 2022). Metanálise que reuniu 37 estudos e 66.556 participantes estimou prevalência agrupada de *burnout* de 40,4% entre profissionais de saúde usuários de prontuário eletrônico, com razão de chances de 2,43 para aqueles que dedicavam tempo a tarefas do sistema fora do horário de trabalho (WU et al., 2024).

O ponto que a literatura permite sustentar, contudo, é que a carga decorre menos da estruturação em si do que da má usabilidade, da redundância de campos e da exigência de registro duplicado. Estruturar não significa multiplicar formulários; significa capturar uma única vez, no ponto de cuidado, o dado que será reutilizado. Quanto à segunda objeção — a perda de riqueza descritiva —, ela pressupõe que estruturação e texto livre sejam alternativas excludentes, quando são complementares: é precisamente o PLN, discutido na seção anterior, que permite preservar a narrativa e, ainda assim, torná-la analisável.

Resta o argumento decisivo. Em um sistema que utiliza dados para orientar conduta, o registro incompleto ou impreciso deixa de ser falha administrativa e passa a ser fonte de erro clínico propagado. Uma escala de risco preenchida sem avaliação alimenta um modelo que classificará mal pacientes futuros; um episódio de deterioração não registrado torna-se, para o algoritmo, um evento que não ocorreu. A qualidade do dado de enfermagem é, nesse sentido, uma dimensão da segurança do paciente, e não um requisito burocrático externo à clínica.

Quadro 3 — Níveis de interoperabilidade e implicações para a enfermagem

Nível	O que garante	Falha típica na prática	Implicação para a enfermagem
Sintática	Que os sistemas troquem mensagens em formato legível	Exportação em formato proprietário, ilegível pelo receptor	Dado existe, mas não sai do sistema que o gerou
Semântica	Que o conteúdo signifique o mesmo nos dois sistemas	"Risco de LPP" interpretado como "LPP presente"	Diagnóstico de enfermagem perde precisão na transferência
Organizacional	Que existam fluxos e responsáveis pelo uso do dado recebido	Sumário de alta que chega e ninguém lê	Continuidade do cuidado não se realiza, mesmo com o dado disponível

4 SENSORIAMENTO CONTÍNUO: DISPOSITIVOS VESTÍVEIS E INTERNET DAS COISAS

4.1 Da aferição episódica ao fluxo contínuo

A vigilância de enfermagem organizou-se historicamente em torno da aferição episódica. O paciente internado em unidade de internação tem sinais vitais verificados, em regra, a cada quatro ou seis horas, e o escore de alerta precoce derivado dessas aferições é calculado com a mesma periodicidade. Entre uma verificação e a seguinte, o estado fisiológico do paciente permanece, do ponto de vista do sistema de informação, congelado. A deterioração que se instala nesse intervalo só será detectada na aferição seguinte — ou pela observação direta do profissional, quando ela ocorre.

Os dispositivos vestíveis e a **Internet das Coisas** (IoT, *Internet of Things*) — designação genérica para objetos dotados de sensores e conectividade que transmitem dados sem intervenção humana — deslocam esse regime. Sensores adesivos, pulseiras, faixas torácicas e dispositivos de leito passam a transmitir frequência cardíaca, frequência respiratória, saturação, temperatura cutânea e atividade em intervalos de minutos ou segundos. Um sistema comercial descrito em estudo observacional retrospectivo produzia até 1.440 medidas por paciente-dia (WELLER et al., 2024). A vigilância deixa de ser um conjunto de fotografias espaçadas e passa a ser um filme.

Essa mudança é, para a enfermagem, mais profunda do que parece à primeira vista. A aferição episódica é um ato de enfermagem: alguém vai ao leito, mede, observa e, ao medir, também avalia. O sensoriamento contínuo dissocia a medição da presença. O dado passa a existir sem que ninguém tenha estado no quarto — o que amplia enormemente a densidade informacional e, simultaneamente, subtrai a avaliação clínica incidental que a aferição manual carregava consigo.

4.2 O que a evidência permite afirmar

O entusiasmo com a monitorização contínua excede, até aqui, os desfechos demonstrados. Convém examinar a evidência em três camadas.

Acurácia e validação. Revisão sistemática que avaliou 27 estudos e 13 dispositivos vestíveis sem fio concluiu que a maior parte deles permanecia nas fases de validação clínica e teste de viabilidade, sem estudos de qualidade elevada demonstrando benefício clínico significativo ou custo-efetividade (LEENEN et al., 2020). Revisão mais recente reitera que a acurácia dos sensores apresenta variabilidade relevante, especialmente em pacientes deambulantes, e que faltam protocolos padronizados de validação (LEENEN et al., 2024a). O achado é operacionalmente decisivo: a frequência respiratória, justamente a variável de maior valor preditivo na deterioração clínica, é a de medição mais instável nesses dispositivos. Estudo de viabilidade conduzido em enfermarias clínicas e cirúrgicas encontrou diferenças clinicamente relevantes no escore MEWS em 15% e 27% dos casos, conforme o dispositivo, atribuídas justamente ao registro inconsistente da frequência respiratória (WEENK et al., 2017).

Desfechos clínicos. Metanálise que reuniu sete estudos comparando sistemas de monitorização vestível ao cuidado convencional não encontrou associação estatisticamente significativa com redução de transferências para terapia intensiva (RR 0,87; IC 95% 0,66-1,15), acionamento de time de resposta rápida ou parada cardiorrespiratória (RR 0,84; IC 95% 0,69-1,01), complicações totais (RR 0,77; IC 95% 0,44-1,32), mortalidade (RR 0,48; IC 95% 0,18-1,29) ou tempo de internação (AREIA et al., 2021). Estudos individuais posteriores relatam resultados mais favoráveis, porém heterogêneos: em coorte do tipo antes-depois com 908 pacientes submetidos a cirurgia abdominal de grande porte, a monitorização contínua associou-se a redução da mediana de internação de 5,5 para 5,0 dias (p = 0,012) e a queda das chamadas de enfermagem ao plantonista de 15,3% para 7,7% (p = 0,007), sem diferença nos demais desfechos clínicos (LEENEN et al., 2024b). Revisão de escopo de 2026, com 25 estudos em cinco países, sintetiza o estado da arte com prudência:

os dispositivos "podem" impactar positivamente qualidade e segurança, com aceitação dos pacientes superior à dos enfermeiros (VAN SLAMBROUCK et al., 2026).

Integração ao trabalho de enfermagem. Revisão de escopo com foco explicitamente de enfermagem, que analisou 67 estudos de 19 países, identificou que os ganhos consistentes se concentram no reconhecimento precoce da deterioração fisiológica e na consciência situacional da equipe, ao passo que desfechos a jusante — tempo de internação, transferência para terapia intensiva — permanecem mistos e dependentes de contexto; entre os obstáculos, destacam-se a sobrecarga de alarmes, a documentação paralela e a carga de trabalho gerada pela própria implantação (SHAW et al., 2026).

A conclusão que a literatura autoriza é sóbria e deve ser enunciada sem atenuação: **a monitorização contínua melhora consistentemente a detecção, não os desfechos**. A distância entre uma coisa e outra é ocupada integralmente pela capacidade organizacional de responder ao que foi detectado — capacidade que depende de dimensionamento de pessoal, protocolos de escalonamento e autoridade do enfermeiro para acionar recursos. Nenhuma dessas variáveis é resolvida pelo sensor.

4.3 Fadiga de alarmes: o custo da vigilância ampliada

O sensoriamento contínuo multiplica alarmes, e a fadiga de alarmes é hoje um dos riscos mais bem documentados da monitorização em enfermagem.

Os números da prática são eloquentes. Estudo prospectivo conduzido em unidade neonatal de terceiro nível registrou 678.212 alarmes em dois meses, dos quais 57,6% de prioridade média; a observação clínica direta constatou que os enfermeiros respondiam a 16,6% deles, e 48,7% dos profissionais relataram fadiga de alarmes considerável (LEENEN et al., 2026). Estudo observacional em terapia intensiva registrou 460 alarmes em 118 horas, com 53,3% sem qualquer resposta (AYKUT et al., 2025). Pesquisa multicêntrica com 166 enfermeiros de terapia intensiva encontrou que 90% consideravam frequentes os alarmes não acionáveis, 91% relatavam interrupção do cuidado por eles e 81% admitiam desativar alarmes em razão da perda de confiança no sistema (CASEY et al., 2018).

Revisão de escopo que examinou 32 publicações propôs definição harmonizada do fenômeno como a dessensibilização progressiva decorrente da exposição repetida a alarmes frequentes ou não acionáveis, associada a sobrecarga sensorial, tensão emocional e resposta retardada ou inadequada, com prejuízo à segurança do paciente (MICHELS et al., 2025). Estudo transversal com 382 enfermeiros de terapia intensiva demonstrou associação entre nível de fadiga de alarmes e tendência a erro assistencial (GÜNDOĞAN et al., 2023).

O encadeamento é direto e merece ser explicitado: mais sensores geram mais alarmes; mais alarmes com baixo valor preditivo positivo geram dessensibilização; a dessensibilização produz desativação e resposta retardada; e a resposta retardada anula o ganho de detecção que justificava a instalação do sensor. A monitorização contínua, portanto, não é uma tecnologia que se adiciona ao ambiente: é uma intervenção que reorganiza a atenção da equipe e cujo efeito líquido depende do desenho do sistema de alarmes tanto quanto da qualidade do sensor.

4.4 Dados gerados pelo paciente e monitoramento domiciliar

Fora do hospital, o fluxo de dados assume outra natureza. Relógios e pulseiras de uso pessoal, balanças conectadas, glicosímetros e oxímetros domiciliares produzem os chamados **dados gerados pelo paciente** (*patient-generated health data*), que chegam ao serviço sem terem passado por qualquer profissional.

Esse fluxo abre possibilidades reais para o cuidado de condições crônicas e para o seguimento pós-alta, terreno historicamente ocupado pela enfermagem. Também introduz três problemas específicos.

O primeiro é o da **validação desigual**. Dispositivos de consumo não se submetem, em regra, ao mesmo escrutínio regulatório dos equipamentos médicos, e sua acurácia varia conforme fabricante, condição clínica e características do usuário. Tratar como equivalentes uma medida de frequência cardíaca obtida por monitor validado e outra obtida por relógio pessoal é erro de método com consequência clínica.

O segundo é o da **responsabilidade sobre o dado não vigiado**. Quando um paciente transmite sua glicemia domiciliar a uma plataforma do serviço, cria-se um dado que existe institucionalmente, mas cuja vigilância pode não ter sido atribuída a ninguém. A pergunta — quem lê, em que prazo, com que dever de agir — precisa ser respondida antes da implantação, e não depois do primeiro evento adverso. Trata-se, note-se, exatamente da interoperabilidade organizacional discutida na seção 3.

O terceiro é o do **deslocamento da vigilância para o próprio paciente**. A revisão de enfermagem já citada registra a tensão percebida entre "monitorização como cuidado" e "monitorização como vigilância", com desconforto, ansiedade e questões de privacidade raramente examinados nos estudos (SHAW et al., 2026). O paciente que se sabe monitorado continuamente não é o mesmo paciente que era monitorado a cada seis horas, e a diferença é objeto legítimo de investigação de enfermagem.

Quadro 4 — Monitorização episódica e contínua: o que muda para a enfermagem

Dimensão	Aferição episódica	Sensoriamento contínuo
Frequência do dado	4 a 6 verificações por dia	Até 1.440 medidas por paciente-dia
Presença do profissional	Medição implica ida ao leito	Dado existe sem presença
Avaliação clínica incidental	Ocorre junto com a medição	Precisa ser reintroduzida deliberadamente
Variável mais frágil	Frequência respiratória (subaferida)	Frequência respiratória (ruído de sinal)
Ganho demonstrado	—	Detecção precoce da deterioração
Ganho não demonstrado	—	Redução de mortalidade, UTI e permanência
Risco principal introduzido	Intervalo cego entre aferições	Fadiga de alarmes e dessensibilização
Condição de efetividade	Periodicidade adequada	Capacidade organizacional de resposta

5 APLICAÇÕES CLÍNICAS DA INTELIGÊNCIA ARTIFICIAL NA PRÁTICA DE ENFERMAGEM

As aplicações da IA em enfermagem costumam ser apresentadas por técnica — o que interessa a quem desenvolve, não a quem cuida. Organizá-las por **finalidade clínica** torna a discussão mais útil ao enfermeiro e permite avaliar cada família de aplicações pelo critério que lhe é próprio.

5.1 Predição de risco

É a aplicação mais madura e a mais estudada. O procedimento é sempre o mesmo: um modelo supervisionado é treinado sobre registros de pacientes cujo desfecho é conhecido e passa a estimar, para cada paciente novo, a probabilidade daquele desfecho.

Lesão por pressão. É o domínio em que a enfermagem mais avançou, provavelmente porque o desfecho é inequivocamente sensível ao cuidado de enfermagem e os preditores estão em campos que o próprio enfermeiro preenche. Modelo de florestas aleatórias construído sobre dados de avaliação de enfermagem em cinco hospitais alcançou AUROC de 0,92 e 0,94 em dois conjuntos de teste, tendo a escala de coma de Glasgow — variável registrada por enfermeiros — como preditor mais importante (SONG et al., 2021). Estudo japonês com 75.353 registros, em cenário de incidência muito baixa (0,52%), obteve AUROC de 0,80 com XGBoost usando apenas dados coletados no primeiro dia de internação (NAKAGAMI et al., 2021). Coorte multinível norte-americana com 35.001 internações relatou AUROC de 0,72 para o algoritmo preditivo contra 0,52 para o cuidado-padrão (PADULA et al., 2024). Metanálise em rede de 25 estudos e 237.397 participantes concluiu que as florestas aleatórias apresentam o melhor desempenho agregado (QU et al., 2022).

O achado relevante para a profissão não é o número, mas sua origem: **os modelos com melhor desempenho são alimentados por dados que o enfermeiro já registra**, sem exigir nova coleta. Isso desloca o argumento — a limitação não é a ausência de dados, é a ausência de uso.

Deterioração clínica e sepse. Aqui a distância entre desempenho relatado e desempenho útil é maior. Sistema de aprendizado profundo desenvolvido sobre 136.478 internações em UTI de três países obteve AUROC de 0,846 em validação interna, caindo para 0,761 na validação externa entre bases, com 1,4 alerta falso para cada verdadeiro e detecção 3,7 horas antes do início da sepse (MOOR et al., 2023). Modelo institucional validado em quatro hospitais comunitários manteve AUROC entre 0,906 e 0,960, mas com área sob a curva de precisão-revocação entre 0,177 e 0,252 (VALAN et al., 2025) — isto é, excelente ordenação de risco e baixa precisão dos alertas, exatamente o padrão discutido na seção 2.4. Revisão metodológica de 91 estudos de modelos de predição de sepse em tempo real constatou que apenas 54,9% empregavam validação de janela completa com métricas de modelo e de desfecho, e que a mediana de AUROC caía de 0,886 (6 horas antes do evento) para 0,783 sob validação externa de janela completa, com escore de utilidade despencando de 0,381 na validação interna para −0,164 na externa (WANG et al., 2025). Escore de utilidade negativo significa que o modelo, aplicado fora de seu ambiente de origem, produz mais dano do que benefício.

Quedas e readmissão. Seguem lógica idêntica, com o agravante de que o desfecho depende fortemente de fatores ambientais e organizacionais mal representados no prontuário — dimensionamento do turno, iluminação, disponibilidade de acompanhante. Modelos treinados sem essas variáveis atribuem ao paciente um risco que é, em parte substancial, do serviço.

5.2 Apoio à decisão em tempo real

Um modelo só altera o cuidado se sua saída chegar ao profissional no momento e no formato em que a decisão é tomada. Essa condição, aparentemente trivial, é o principal ponto de falha das implantações.

Estudo qualitativo com 17 enfermeiros sobre sistemas de apoio à decisão baseados em aprendizado de máquina identificou quatro temas: a preservação da autonomia decisória, a influência de experiências prévias com tecnologia sobre a disposição de usar novas ferramentas, a necessidade de clareza quanto ao motivo pelo qual aquele sistema melhoraria a prática ou os desfechos, e o desejo explícito de que a enfermagem participasse do desenho e da implantação (WIEBEN et al., 2024). Nenhum desses temas é técnico. Todos dizem respeito à relação entre o profissional e o sistema.

Três exigências de projeto decorrem daí e podem ser enunciadas como critério de avaliação para qualquer serviço que considere adotar um modelo: o alerta deve indicar **por que** foi disparado, e não apenas que foi; deve sugerir **o que fazer**, ancorado em protocolo institucional; e deve chegar a quem tem **autoridade e recursos** para agir. Um alerta de risco de deterioração que chega ao enfermeiro em uma unidade sem enfermeiro suficiente para reavaliar o paciente não é apoio à decisão — é transferência de responsabilidade.

5.3 Processamento de linguagem natural aplicado ao registro de enfermagem

O PLN atua sobre o que já foi escrito, sem exigir nova coleta, e por isso oferece a melhor relação entre valor extraído e carga adicional imposta ao profissional.

Três frentes se destacam. A **extração de informação clínica** da evolução — sintomas, dispositivos, intervenções — permite construir indicadores sensíveis à enfermagem a partir de texto que hoje permanece inerte (KOLECK et al., 2020). A **identificação de conteúdos específicos** possibilita rastrear, em larga escala, temas dificilmente capturados por campos estruturados; modelo de aprendizado profundo aplicado a 44.324 notas clínicas identificou registros de discussão de objetivos de cuidado com AUROC de 0,924, reduzindo de 2.000 para 34,3 as horas de leitura manual necessárias (LEE et al., 2023). E a **sumarização automatizada** aplica-se diretamente à passagem de plantão e ao sumário de alta, com revisão sistemática de oito estudos indicando redução do tempo de documentação e dos sintomas de *burnout*, embora com amostras pequenas, ausência de grupo-controle e seguimento curto (SARRAF; GHASEMPOUR, 2025).

Há, contudo, uma advertência de equidade que a literatura de enfermagem já registrou. Revisão de escopo sobre PLN aplicado à documentação em cuidados pós-agudos analisou 21 estudos e constatou que cerca de metade não reportava idade, sexo, raça ou etnia dos pacientes, que a maioria não utilizava terminologias padronizadas e que apenas oito incorporavam variáveis socio-comportamentais (SCHARP et al., 2023). Um modelo de linguagem treinado sobre registros que não representam a diversidade da população atendida reproduzirá, em suas saídas, as ausências do texto de origem.

5.4 Gestão do cuidado e dimensionamento de pessoal

A quarta finalidade é organizacional, e é aquela em que a enfermagem tem competência regulatória própria no Brasil.

Modelos preditivos de carga de trabalho têm apresentado desempenho consistente. Estudo prospectivo com 133 pacientes ao longo de 1.339 dias de internação obteve, com florestas aleatórias, coeficiente de determinação de 0,74 na predição do tempo direto de enfermagem, identificando capacidade de autocuidado, complicações e comorbidades como determinantes principais (SONG et al., 2024). Modelo desenvolvido em hospital universitário europeu sobre dados de oito unidades entre 2017 e 2021 previu a carga de trabalho por turno com 72 horas de antecedência, superando em 25% a acurácia da premissa de estabilidade, com AUROC médio de 0,79 e classificação gravemente equivocada — prever aumento quando haveria redução, ou o inverso — em apenas 0,17% dos casos (McMAHON et al., 2024). Algoritmo britânico estimou a carga por unidade a partir de dados administrativos de rotina e do escore de alerta precoce da admissão, com erro absoluto médio de 0,078 equivalente de tempo integral por paciente (MEREDITH et al., 2025), dispensando o preenchimento de instrumentos de classificação de pacientes — tarefa administrativa que hoje recai sobre a equipe assistencial.

O potencial é real e a advertência, necessária. Modelos de aprendizado profundo aplicados à predição de necessidades de enfermagem em 20.855 pacientes superaram a regressão tradicional, mas apresentaram **queda acentuada de acurácia justamente nos períodos de mudança rápida** (BAEK et al., 2024) — ou seja, nos momentos em que a informação seria mais necessária. Além disso, um modelo treinado sobre a carga de trabalho historicamente praticada aprende o dimensionamento existente, inclusive quando este é insuficiente. Predizer a demanda observada não é o mesmo que estimar a necessidade adequada, e a confusão entre as duas coisas converte a subnotificação crônica de necessidade em parâmetro técnico.

5.5 Desempenho relatado e desempenho em implantação

Um padrão atravessa as quatro finalidades. Revisão de escopo sobre aplicações de aprendizado de máquina na prática de enfermagem observou que, a despeito de valores de AUROC frequentemente superiores a 0,85, a maior parte dos estudos se apoia em dados de instituição única, carece de validação externa e adota padrões heterogêneos de relato, com barreiras adicionais em qualidade de dados, viés algorítmico, infraestrutura e envolvimento limitado de enfermeiros no desenvolvimento dos modelos (VON GERICH et al., 2021; RONY et al., 2025). A recomendação convergente da literatura é sempre a mesma: validação multicêntrica, IA explicável, padrões de relato e participação da enfermagem em todo o ciclo de vida da tecnologia.

Para o serviço que avalia a adoção de um modelo, três perguntas resumem o essencial: em que população o modelo foi treinado e quanto ela se parece com a nossa; qual seu desempenho em **validação externa**, e não em desenvolvimento; e quantos alertas por leito-dia ele produzirá, dada nossa prevalência local do desfecho. Nenhuma delas exige formação em computação. Todas exigem que a enfermagem esteja na mesa em que a decisão é tomada.

Quadro 5 — Aplicações da IA em enfermagem por finalidade clínica

Finalidade	Exemplo típico	Desempenho relatado	Principal limitação	Condição de uso
Predição de risco	Lesão por pressão a partir de dados da avaliação de enfermagem	AUROC 0,72-0,94	Validação em instituição única	Recalibração local antes do uso
Predição de deterioração	Sepse, parada, transferência para UTI	AUROC 0,63-0,96; VPP 0,13-0,26	Baixa precisão gera carga de alertas	Capacidade de resposta definida a priori
Apoio à decisão	Alerta integrado ao prontuário	—	Alerta sem justificativa nem conduta	Explicar, sugerir e chegar a quem pode agir
PLN sobre o registro	Extração de sintomas e sumarização de plantão	AUROC até 0,92	Sub-representação de grupos no texto de origem	Auditoria de equidade da base textual
Gestão e dimensionamento	Predição de carga de trabalho por turno	R^2 0,74; erro de 4,9%	Aprende o dimensionamento existente	Não confundir demanda observada com necessidade

6 CUIDADO CENTRADO NO PACIENTE: A INTELIGÊNCIA ARTIFICIAL COMO MEDIADORA DA RELAÇÃO

6.1 O argumento do tempo devolvido e suas condições de validade

O argumento mais repetido em favor da IA em enfermagem é o do tempo. Ao automatizar tarefas administrativas, sumarizar registros e antecipar necessidades, a tecnologia liberaria o enfermeiro para o que só ele pode fazer: estar com o paciente. Revisões integrativas recentes reproduzem essa formulação, associando a automação de tarefas rotineiras e a modelagem preditiva de carga de trabalho a maior tempo de cuidado direto e a redução do *burnout* (EL ARAB et al., 2025; HASSANEIN et al., 2025).

O argumento é plausível, mas incompleto, e a incompletude tem consequências. A evidência disponível é preliminar: a revisão sistemática que examinou o efeito de ferramentas de IA sobre o *burnout* relacionado ao prontuário eletrônico localizou apenas oito estudos elegíveis, a maioria sem grupo-controle, com amostras pequenas e seguimento curto (SARRAF; GHASEMPOUR, 2025). Mais importante do que a fragilidade metodológica, porém, é uma questão de lógica organizacional: **tempo liberado não é tempo redirecionado**. Nada na tecnologia determina o destino das horas economizadas. Elas podem retornar ao leito, converter-se em ampliação da razão paciente-enfermeiro ou dissolver-se em novas exigências de registro geradas pelo próprio sistema.

A distinção não é retórica. Quando a redução da carga documental ocorre em um serviço cujo dimensionamento é calculado sobre o tempo médio despendido por paciente, o ganho de eficiência tende a ser incorporado como redução de pessoal, e não como aumento de presença assistencial. É o mesmo mecanismo discutido na seção 5.4: o modelo que aprende a carga observada realimenta o dimensionamento existente. Para que o tempo devolvido se converta em cuidado, é necessário que a instituição o declare como finalidade e o proteja explicitamente —

condição que raramente figura nos projetos de implantação e nunca é assegurada pela tecnologia.

6.2 O deslocamento da atenção: quando a tela compete com o paciente

Há um segundo efeito, de sinal contrário, menos discutido e mais imediato.

Enfermeiros de terapia intensiva dedicam cerca de 17,5% do turno ao prontuário eletrônico, com média de 23 cliques por minuto de uso ativo (KHAN et al., 2022). A introdução de sistemas preditivos acrescenta a esse tempo uma nova categoria de trabalho: verificar alertas, avaliar sua pertinência, documentar a conduta adotada diante deles e, não raro, justificar sua desconsideração. Esse trabalho é cognitivamente exigente e ocorre, em regra, diante de uma tela.

A literatura sobre automação em medicina documenta o fenômeno com clareza. A preocupação com a interpretação de resultados algorítmicos pode deslocar a atenção do profissional da interação direta com o paciente, comprometendo tanto a coleta de informação por anamnese e observação quanto a comunicação sensível de informações — processo descrito como erosão dos aspectos não técnicos e centrados no humano do cuidado clínico (EL TARHOUNY et al., 2026). Análise sobre complacência automatizada em sistemas de apoio à decisão registra, entre suas consequências, o empobrecimento da relação terapêutica, ao lado da vigilância reduzida e de desfechos potencialmente piores (SAADEH et al., 2025).

Para a enfermagem, a advertência tem peso particular, e a teoria da profissão permite formulá-la com precisão maior do que a linguagem genérica da "humanização" autoriza.

Benner (1984), ao descrever a progressão do iniciante ao perito na prática clínica, sustenta que o enfermeiro experiente não decide por aplicação sequencial de regras: apreende a situação como totalidade, reconhecendo padrões a partir de uma base de experiência corporificada que raramente é verbalizável e quase nunca é registrável. É esse modo de conhecimento que produz a percepção de que “algo não está bem” antes que qualquer parâmetro se altere — juízo que precede o escore e por vezes o contradiz. Tal apreensão depende de exposição perceptiva prolongada ao paciente: reduzir o tempo à beira do leito não reduz apenas a oportunidade de intervir, mas a matéria de que o julgamento perito é feito e, no limite, a possibilidade de que venha a constituir-se nos profissionais em formação. Na mesma direção convergem a enfermagem humanística de Paterson e Zderad (1976), que situa o cuidado como encontro intersubjetivo entre dois sujeitos presentes um ao outro, e a teoria do cuidado transpessoal de Watson (1979), para quem o valor terapêutico do encontro não se esgota no procedimento realizado.

No pensamento brasileiro, a formulação de Horta (1979) leva o argumento a uma consequência operacional. Ao definir a enfermagem como a ciência e a arte de assistir o ser humano no atendimento de suas necessidades humanas básicas, organizando-as em três planos — psicobiológicas, psicossociais e psicoespirituais —, Horta estabeleceu o fundamento sobre o qual se estruturou o Processo de Enfermagem no país, hoje normatizado pela Resolução Cofen nº 736/2024. A distinção entre os planos incide diretamente sobre o que se discutiu nas seções 5.4 e 6.1: **as necessidades psicobiológicas geram procedimentos cronometráveis; as psicossociais e psicoespirituais, em larga medida, não**. Curativo, aspiração, administração de medicamento e mudança de decúbito produzem registro, duração mensurável e, portanto, dado de treinamento. Permanecer ao lado de quem teme, escutar a família que decide sobre limitação terapêutica, reconhecer a solidão de um paciente em isolamento — essas ações raramente geram registro proporcional ao tempo e ao esforço que exigem.

A implicação precisa ser enunciada sem rodeios: um modelo preditivo de carga de trabalho treinado sobre o tempo historicamente documentado aprende, sobretudo, o plano psicobiológico do cuidado. As necessidades dos outros dois planos, por serem menos documentadas, apresentam-se ao algoritmo como demanda inexistente — e o dimensionamento derivado desse aprendizado tende a reproduzir, com aparência de objetividade técnica, exatamente a redução do cuidado à sua dimensão procedimental que a teoria brasileira da profissão se constituiu para recusar. A quantificação não é neutra em relação ao que a profissão entende por cuidado: ela privilegia o que se deixa contar.

Daí a diferença entre duas leituras do mesmo fenômeno. Se a presença é meio para a execução de tarefas, sua substituição parcial por sensoriamento contínuo e apoio algorítmico representa ganho de eficiência sem perda substantiva. Se a presença é constitutiva do cuidado — como sustentam, por caminhos distintos, Horta e Benner —, cada deslocamento da atenção do enfermeiro para a tela subtrai algo que nenhum ganho de acurácia preditiva compensa. Não se trata de recusar a tecnologia, mas de reconhecer que o cálculo de sua adoção não se faz apenas em unidades de tempo e desfecho: há um bem em jogo que essas unidades não medem.

6.3 Dados gerados pelo paciente e coprodução do cuidado

Se os dois primeiros pontos tratam do efeito da IA sobre o profissional, o terceiro trata de seu efeito sobre o paciente.

O paciente que transmite ao serviço a glicemia aferida em casa, os passos registrados pelo relógio ou os sintomas relatados em aplicativo deixa de ser apenas objeto de observação e passa a ser produtor de dados clínicos. Isso amplia, ao menos potencialmente, sua participação no cuidado: torna visível o intervalo entre consultas, incorpora ao registro a experiência vivida fora do serviço e cria base concreta para decisões compartilhadas. Trata-se de uma inflexão coerente com o cuidado centrado no paciente, entendido como a organização do cuidado a partir dos valores, preferências e necessidades expressas de quem o recebe.

A inflexão, contudo, é condicional. Estudo qualitativo que reuniu 42 organizações e especialistas sobre vieses em algoritmos de saúde registrou, entre seus achados, que clínicos e pacientes frequentemente **desconhecem** que um algoritmo está sendo utilizado e que existe potencial de viés, e concluiu que o uso de algoritmos deveria ser discutido como parte da decisão compartilhada entre paciente e profissional (JAIN et al., 2023). A observação inverte o argumento habitual: não há coprodução quando uma das partes ignora que um modelo participou da decisão.

Duas exigências decorrem daí para a prática de enfermagem, e ambas são exercíveis desde já. A primeira é informar ao paciente, em linguagem acessível, quando uma classificação de risco que orienta sua conduta deriva de sistema automatizado. A segunda é registrar explicitamente as situações em que o julgamento clínico diverge da saída do modelo — não como falha a ser justificada, mas como informação legítima sobre o desempenho do sistema naquele contexto.

Cabe explicitar o estatuto das duas condutas propostas acima. Não constituem achados de pesquisa nem recomendações formalizadas por entidade profissional ou órgão regulador: são proposições dos autores, derivadas por inferência da literatura sobre o desconhecimento, por clínicos e pacientes, de que algoritmos estão em uso (JAIN et al., 2023) e sobre a necessidade de monitoramento contínuo do desempenho dos modelos implantados (CHIN et al., 2023). Registram-se como hipóteses de conduta a serem examinadas empiricamente, e não como prescrição de prática.

6.4 Equidade: quem é bem servido pelo modelo

O cuidado centrado no paciente pressupõe que todos os pacientes sejam igualmente vistos pelo sistema que orienta o cuidado. Essa condição não está dada.

Populações sub-representadas nos dados de treinamento recebem predições sistematicamente piores. Revisão que analisou 63 estudos concluiu que algoritmos podem mitigar, perpetuar ou agravar disparidades raciais e étnicas — independentemente do uso explícito de raça como variável — e que a intencionalidade do desenho e as condições de implantação determinam o efeito produzido (SIDDIQUE et al., 2024). O mecanismo já foi examinado na introdução deste capítulo: quando a variável-alvo é um substituto conveniente (custo, utilização de serviços) em vez da necessidade clínica, o modelo aprende o padrão histórico de acesso desigual e o devolve como escore de risco (OBERMEYER et al., 2019).

A advertência é particularmente pertinente ao Brasil. Análise sobre viés algorítmico em contextos de baixos recursos registra que modelos de IA treinados com dados de nível municipal falharam em capturar surtos em áreas rurais, por não incorporarem características ambientais e socioeconômicas ausentes dos dados de treinamento (JOSEPH, 2025). Um país com a heterogeneidade territorial, étnica e socioeconômica do Brasil não pode importar modelos treinados em populações do Norte global e presumir transferência de desempenho — nem, internamente, aplicar a serviços do interior modelos calibrados em hospitais universitários de capitais.

Há ainda a dimensão do acesso. Os dados do Censo das UBS mostram que 97,6% das unidades utilizam prontuário eletrônico, mas apenas 9,3% compartilham registros com hospitais públicos (BRASIL, 2025). Populações atendidas em serviços menos informatizados ou pior conectados produzem menos dados e, por isso, tornam-se menos visíveis a qualquer sistema analítico construído sobre esses dados. A desigualdade de infraestrutura converte-se, silenciosamente, em desigualdade de representação — e a representação insuficiente converte-se em pior predição para quem já é pior atendido.

Quadro 6 — Condições para que a IA sirva ao cuidado centrado no paciente

Promessa	Condição necessária	Falha característica quando a condição não é atendida
Devolver tempo ao leito	Instituição declarar e proteger o destino do tempo liberado	Ganho absorvido como aumento da razão paciente-enfermeiro
Apoiar o julgamento clínico	Alerta que explica, sugere conduta e não exige documentação extra	Atenção deslocada do paciente para a tela
Ampliar a participação do paciente	Paciente informado de que um modelo participa da decisão	Coprodução alegada sem conhecimento de uma das partes
Servir igualmente a todos	Modelo validado na população local, com variável-alvo clinicamente pertinente	Pior predição para quem já é pior atendido

7 ÉTICA PROFISSIONAL, GOVERNANÇA E RESPONSABILIDADE

7.1 Viés algorítmico: um problema de formulação, não de cálculo

O viés algorítmico é frequentemente tratado como defeito técnico a ser corrigido por ajuste de método. A literatura mostra o contrário: ele se origina, na maior parte dos casos, em decisões tomadas antes de qualquer cálculo — na escolha da variável-alvo, na definição da população de treinamento, na seleção do que se considera relevante registrar.

O painel convocado pela *Agency for Healthcare Research and Quality* e pelo *National Institute on Minority Health and Health Disparities* propôs estrutura conceitual que distribui o problema por cinco fases do ciclo de vida do algoritmo — formulação do problema; seleção, avaliação e gestão dos dados; desenvolvimento, treinamento e validação; implantação e integração ao contexto de uso; monitoramento, manutenção, atualização ou desimplantação — e cinco princípios orientadores, entre os quais a transparência, o engajamento autêntico de pacientes e comunidades em todas as fases, a identificação explícita dos dilemas de equidade e o estabelecimento de responsabilidade pelos resultados produzidos (CHIN et al., 2023). A distribuição por fases é o que importa reter: não existe um momento único em que o viés se instala, nem um responsável único por evitá-lo.

Para a enfermagem, a fase mais relevante é a primeira. Quem define que o desfecho a predizer é "risco de queda" e não "risco de queda com lesão", ou que a variável de resultado é "reinternação em 30 dias" e não "necessidade de cuidado não atendida", está tomando uma decisão clínica com aparência de decisão técnica. É nessa fase que a ausência do enfermeiro custa mais caro — e é justamente a fase de que a profissão tem estado mais ausente (VON GERICH et al., 2021).

7.2 Explicabilidade e o dever de fundamentar a decisão

Aqui reside o ponto de maior tensão entre a norma brasileira de proteção de dados e a norma ética da profissão.

A Lei Geral de Proteção de Dados Pessoais (Lei nº 13.709/2018) assegura, em seu art. 20, o direito do titular de solicitar revisão de decisões tomadas unicamente com base em tratamento automatizado que afetem seus interesses. A redação original exigia que essa revisão fosse feita **por pessoa natural**; a expressão foi retirada por medida provisória, e o veto foi mantido pelo Congresso Nacional em outubro de 2019 (BRASIL, 2018). Em consequência, a lei brasileira não assegura, hoje, que a revisão de uma decisão automatizada seja realizada por um ser humano — ela pode ser feita por outro sistema automatizado.

O Código de Ética dos Profissionais de Enfermagem, contudo, opera em sentido oposto. O art. 51 estabelece que o profissional responde por faltas em suas atividades, praticadas individualmente ou em equipe, por imperícia, imprudência ou negligência. O art. 36 determina o registro no prontuário das informações inerentes e indispensáveis ao processo de cuidar, de forma clara, objetiva, cronológica, legível, completa e sem rasuras. O art. 87 proíbe registrar informações incompletas, imprecisas ou inverídicas sobre a assistência prestada (COFEN, 2017).

A consequência é direta e merece ser afirmada sem ambiguidade: **a responsabilidade profissional do enfermeiro não é transferível ao algoritmo**. Se a lei de proteção de dados admite revisão automatizada de decisão automatizada, o Código de Ética não admite que o enfermeiro deixe de responder por conduta que adotou — inclusive quando a adotou seguindo a recomendação de um sistema. Disso decorre uma exigência prática: o profissional precisa poder explicar por que agiu como agiu, e "o sistema indicou" não satisfaz o art. 36. Um modelo cuja saída o enfermeiro não consegue fundamentar clinicamente coloca-o em posição de risco ético e disciplinar, independentemente da acurácia estatística do modelo.

Note-se que isso não exige transparência algorítmica completa — exigência frequentemente impossível. Exige que o alerta venha acompanhado dos fatores que o motivaram, em termos clínicos, de modo que o profissional possa confrontá-los com o quadro que observa e decidir com fundamento próprio.

7.3 Privacidade e uso secundário de dados

Dados referentes à saúde são classificados pela LGPD como **dados pessoais sensíveis** (art. 5º, II), submetidos a regime de tratamento mais restritivo (art. 11), que admite, entre outras hipóteses, a tutela da saúde exercida por profissionais de saúde ou serviços de saúde (BRASIL, 2018). O Código de Ética, por sua vez, impõe o sigilo sobre fato conhecido em razão da atividade profissional (art. 52) e proíbe expressamente disponibilizar acesso a informações e documentos a terceiros que não estejam diretamente envolvidos na prestação da assistência (art. 89).

A tensão emerge no uso secundário. Quando uma instituição contrata fornecedor para desenvolver ou hospedar modelo preditivo treinado com dados de seus pacientes, é preciso determinar se o fornecedor é operador vinculado à finalidade assistencial ou terceiro estranho a ela — e a resposta não é evidente quando o mesmo fornecedor utiliza os dados para aprimorar produto comercializado a outras instituições. Três perguntas devem preceder qualquer contrato dessa natureza: qual a base legal do tratamento; se o modelo treinado com dados dos pacientes daquela instituição poderá ser explorado comercialmente em outras; e quem responde perante o paciente em caso de incidente. Não são perguntas jurídicas de que a enfermagem possa se eximir: o dado em questão foi produzido pelo cuidado de enfermagem e está sob sigilo profissional que a lei atribui, nominalmente, ao profissional.

Um caso concreto de contratação. Considere-se a situação, cada vez mais comum, em que um hospital de médio porte é procurado por fornecedor que oferece módulo preditivo de deterioração clínica integrado ao prontuário eletrônico. A proposta comercial é atraente: implantação sem custo inicial, em troca da autorização para que o fornecedor utilize os dados assistenciais da instituição no aprimoramento contínuo do modelo. O modelo aprimorado será, em seguida, licenciado a outros clientes.

O arranjo é lícito em tese e problemático em concreto. Os dados que alimentarão o produto foram gerados pelo cuidado prestado a pacientes que não participaram da negociação, e a maior parte deles — sinais vitais, escalas, evoluções — foi registrada por profissionais de enfermagem sob os deveres dos arts. 52 e 89 acima referidos. A questão decisiva é se o aprimoramento de produto comercial constitui, ou não, atividade "diretamente envolvida" na assistência daqueles pacientes.

Seis cláusulas deveriam constar de qualquer contrato dessa natureza, e a enfermagem tem legitimidade para exigi-las:

a) **Finalidade e base legal explícitas** — indicação de qual hipótese do art. 11 da LGPD ampara o tratamento e de que a finalidade se restringe à tutela da saúde dos pacientes da instituição.
b) **Vedação ou delimitação do uso secundário** — se os dados poderão treinar modelos licenciados a terceiros, isso deve estar escrito, quantificado e submetido à governança institucional, e não presumido.
c) **Anonimização ou pseudonimização verificável**, com descrição do método e do responsável técnico, e não mera declaração contratual de conformidade.
d) **Direito de auditoria da instituição**, incluindo acesso a métricas de desempenho estratificadas por subgrupos da própria população atendida.
e) **Obrigação de notificação de deriva e de atualização de versão**, com direito de recusa da atualização até validação local.
f) **Definição de responsabilidade em caso de incidente**, distinguindo falha do modelo, falha de integração e erro de conduta profissional.

Nenhuma dessas cláusulas é de natureza estritamente jurídica. Todas dependem de compreensão clínica do que o dado significa e de quem o produziu — competência que, no arranjo hospitalar típico, está concentrada na enfermagem e ausente da mesa de negociação.

7.4 Viés de automação e desqualificação profissional

O terceiro conjunto de riscos incide sobre o próprio profissional.

Denomina-se **viés de automação** a tendência de confiar excessivamente na saída de um sistema, com redução da vigilância na busca e no processamento de informação. Revisão sistemática de 40 estudos identificou o fenômeno inclusive em tarefas isoladas, associando-o à carga cognitiva e à complexidade de verificação, e não apenas a ambientes de múltiplas tarefas (LYELL; COIERA, 2017). Estudo experimental com 120 estudantes de medicina em prescrição eletrônica quantificou os dois erros característicos: apoio à decisão correto reduziu erros de omissão em 38,3% a 46,6%, mas apoio incorreto **aumentou** esses erros em 24,5% a 33,3%, e entre 51,7% e 65,8% dos participantes aceitaram alertas falso-positivos (LYELL et al., 2017).

A esse risco soma-se o da desqualificação progressiva. Revisão narrativa sobre perda de expertise reúne evidência empírica ainda escassa, porém consistente entre especialidades: em ensaio multicêntrico randomizado em colonoscopia, a taxa de detecção de adenomas caiu de 28,4% para 22,4% quando endoscopistas retornaram a procedimentos sem IA após uso repetido, mantendo-se estável com assistência; em radiologia mamária, alertas incorretos aumentaram falsos-positivos em até 12%, mesmo entre leitores experientes (HEUDEL et al., 2026). Análise mais ampla descreve, além da desqualificação diagnóstica, a **desqualificação moral** — o declínio da sensibilidade ética decorrente da delegação de decisões ao sistema, que pode reduzir a capacidade de reconhecer quando a recomendação algorítmica conflita com os valores e o melhor interesse do paciente (NATALI et al., 2025; SAADEH et al., 2025).

Para a enfermagem, o risco tem forma própria. O julgamento perito descrito por Benner é adquirido por exposição repetida a situações clínicas nas quais o profissional decide e observa o resultado de sua decisão. Um ambiente em que o enfermeiro recém-formado apenas valida sugestões de um sistema não produz peritos: produz operadores. A questão não é apenas o que o algoritmo faz com a decisão de hoje, mas o que o arranjo faz com a competência de amanhã.

7.5 Marcos regulatórios em construção

A discussão institucional descrita acima ocorre, hoje, num vácuo normativo específico: não há, no Brasil, regulação vigente dedicada a sistemas de IA em saúde. Três referências, em estágios distintos de maturidade, delimitam o horizonte.

Organização Mundial da Saúde. O documento de orientação sobre ética e governança da inteligência artificial para a saúde estabeleceu seis princípios: proteger a autonomia humana; promover o bem-estar, a segurança humana e o interesse público; assegurar transparência, explicabilidade e inteligibilidade; fomentar responsabilidade e prestação de contas; garantir inclusividade e equidade; e promover IA responsiva e sustentável (OMS, 2021). São princípios, não obrigações exigíveis — mas fornecem vocabulário comum e critérios de avaliação aplicáveis desde já por qualquer comissão institucional.

União Europeia. O Regulamento (UE) 2024/1689, conhecido como AI Act, adota abordagem baseada em risco, com quatro níveis — risco inaceitável, alto, limitado e mínimo. Sistemas de IA que operam como componente de segurança de dispositivo médico são classificados como de **alto risco**, sujeitando-se a obrigações de gestão de risco, governança de dados, documentação técnica, registro de eventos, transparência ao usuário profissional, robustez e — o ponto de maior interesse para este capítulo — **supervisão humana efetiva** (UNIÃO EUROPEIA, 2024). A relevância para o Brasil é dupla: fornecedores que operam em ambos os mercados tendem a adequar seus produtos ao padrão mais exigente, e o texto europeu tem servido de referência ao debate legislativo nacional.

Brasil. O Projeto de Lei nº 2.338, de 2023, que dispõe sobre o uso da inteligência artificial, foi aprovado pelo Plenário do Senado Federal em 10 de dezembro de 2024 e remetido à Câmara dos Deputados em março de 2025, onde permanece em tramitação (BRASIL, 2023). O texto aprovado no Senado adota, como o europeu, classificação por níveis de risco, veda sistemas de risco excessivo, submete os de alto risco a obrigações de avaliação de impacto e governança, e assegura ao afetado direitos de informação prévia, explicação, contestação e revisão humana de decisões automatizadas.

Esse último ponto merece registro, porque corrige a lacuna discutida na seção 7.2: caso aprovado nos termos em que saiu do Senado, o marco legal de IA restabelecerá, para os sistemas que abrange, a exigência de revisão humana que a LGPD perdeu com a manutenção do veto ao art. 20. Até que isso ocorra, a única garantia efetiva de que um ser humano responde pela decisão tomada com apoio algorítmico, no cuidado de enfermagem brasileiro, é o próprio Código de Ética da profissão.

7.6 Governança: o que a instituição precisa fazer

Revisão sistemática que examinou 17 estudos sobre considerações éticas e regulatórias do uso de IA e aprendizado de máquina em enfermagem concluiu pela existência de lacunas críticas em diretrizes éticas específicas da profissão e em supervisão regulatória, com os arcabouços existentes insuficientemente adaptados ao contexto de enfermagem (MOHAMMED et al., 2025). Enquanto essas diretrizes não existem, a governança precisa ser construída localmente.

Cinco obrigações institucionais decorrem do exposto e podem ser adotadas por qualquer serviço, independentemente de porte. A primeira é a **validação local** antes do uso: nenhum modelo deve operar sobre pacientes de uma instituição sem que seu desempenho tenha sido medido na população daquela instituição. A segunda é o **monitoramento de deriva**: o desempenho de um modelo degrada-se com o tempo, à medida que muda o perfil dos pacientes, a prática clínica e o próprio registro; sem medição periódica, a degradação é invisível. A terceira é a **auditoria de equidade**: desempenho estratificado por subgrupos, sob pena de o ganho médio ocultar prejuízo concentrado. A quarta é a **atribuição explícita de responsabilidade** – quem lê, quem responde, em que prazo –, sem a qual o alerta produzido não é cuidado, e sim risco documentado. A quinta é a **participação formal da enfermagem** na comissão que decide sobre a adoção, o desenho da interface e os critérios de desimplantação.

Quadro 7 – Matriz mínima de governança de sistemas de IA em enfermagem

Obrigação	Pergunta a responder	Consequência de omitir
Validação local	Qual o desempenho do modelo na nossa população?	Desempenho externo presumido, nunca verificado
Monitoramento de deriva	Como o desempenho variou nos últimos 12 meses?	Degradação silenciosa do modelo em uso
Auditoria de equidade	O desempenho é homogêneo entre subgrupos?	Prejuízo concentrado oculto pela média
Atribuição de responsabilidade	Quem lê o alerta, responde e em que prazo?	Alerta emitido sem destinatário: risco documentado
Explicabilidade clínica	O enfermeiro consegue fundamentar a conduta adotada?	Violação do dever de registro (arts. 36 e 87)
Participação da enfermagem	Quem decidiu a variável-alvo e a interface?	Decisão clínica tomada como decisão técnica
Desimplantação	Sob que critério o sistema é desligado?	Modelo mantido em uso após perder validade

8 COMPETÊNCIAS, FORMAÇÃO E INFORMÁTICA EM ENFERMAGEM

8.1 Letramento em dados como competência clínica

Há um equívoco recorrente na discussão sobre formação: supor que preparar enfermeiros para a IA signifique ensiná-los a programar. Não significa. O que a prática exige é a capacidade de avaliar criticamente sistemas que outros construíram — competência análoga à de interpretar um exame laboratorial sem operar o espectrofotômetro.

Revisão de escopo que analisou 39 estudos conceituou o letramento em IA entre profissionais de enfermagem como construto multidimensional, com oito dimensões: conhecimento fundamental, cognição técnica, habilidade de aplicação, utilidade percebida, prontidão tecnológica, consciência ética, pensamento crítico e inovação (WANG et al., 2026). Note-se que apenas duas dessas dimensões são técnicas; as demais são clínicas, éticas ou atitudinais.

O diagnóstico da situação atual é consistente. Revisão sistemática com metanálise que reuniu 111 artigos, dos quais 18 quantitativos, estimou entre profissionais e estudantes de enfermagem consciência sobre IA de 73% (IC 95% 64-80%) e atitudes positivas de 71% (IC 95% 63-78%), mas implementação de habilidades relacionadas altamente variável, de 67% (IC 95% 55-78%), com disparidades acentuadas em cenários de poucos recursos. A conclusão dos autores é a que importa reter: embora a consciência e as atitudes individuais sejam promissoras, há **ausência de prontidão institucional**, com muitos programas de enfermagem carecendo de currículo padronizado, formação docente e suporte de infraestrutura (EL-BANNA et al., 2025). O gargalo, portanto, não está na disposição dos profissionais, e sim na capacidade das instituições formadoras.

8.2 O que precisa ser ensinado

Quatro blocos de conteúdo emergem da literatura, e todos são ensináveis sem pré-requisito computacional.

O primeiro é a **leitura crítica de desempenho**: distinguir discriminação, calibração e valor preditivo positivo; reconhecer a diferença entre validação interna e externa; estimar quantos alertas falsos um modelo produzirá dada a prevalência local do desfecho. É o conteúdo da seção 2.4 deste capítulo, e sua ausência deixa o enfermeiro desarmado diante da apresentação comercial de um fornecedor.

O segundo é a **qualidade do dado e a terminologia**: compreender que o registro alimenta modelos, dominar a linguagem padronizada adotada no serviço e reconhecer as perdas envolvidas no mapeamento entre classificações. É o conteúdo das seções 3.2 e 3.4.

O terceiro é a **ética e a governança aplicadas**: identificar viés de formulação, conhecer os deveres de sigilo e de registro no que se refere a sistemas automatizados e saber quais perguntas fazer antes da adoção de um modelo.

O quarto é o menos óbvio e talvez o mais importante. A proposta de estrutura de competências em IA generativa para a enfermagem enfatiza a **prontidão para o modo manual** — a capacidade de operar com segurança quando a confiabilidade do sistema está comprometida —, ao lado de sete domínios que incluem verificação de evidências, integridade da documentação e responsabilização ética, com indicadores observáveis e estações de avaliação estruturada (XIE et al., 2026). A formulação é precisa: um profissional que só sabe trabalhar com o sistema funcionando não está preparado; está dependente.

Quanto à distribuição curricular, estrutura desenvolvida em programa australiano de graduação propõe escalonamento em três anos — conceitos fundamentais de IA em contexto acadêmico no primeiro; aplicações em saúde no segundo; implementação clínica prática no terceiro —, com resultados de aprendizagem e conteúdos definidos para cada etapa (TOMLINSON et al., 2025). O escalonamento importa porque impede que a IA seja tratada como tópico isolado de uma disciplina de informática, desconectado do raciocínio clínico que deveria informar.

8.3 A participação da enfermagem no ciclo de vida da tecnologia

Formar profissionais capazes de avaliar sistemas é condição necessária, não suficiente. É preciso que estejam presentes onde os sistemas são especificados.

O dado já citado na introdução merece ser retomado aqui em sua consequência formativa: um terço dos estudos sobre tecnologias de IA aplicadas à enfermagem foi conduzido sem qualquer envolvimento de enfermeiros (VON GERICH et al., 2021). Quando enfermeiros são consultados, manifestam consistentemente o desejo de participar do desenho e da implantação, e não apenas do uso (WIEBEN et al., 2024). A distância entre uma coisa e outra não é de competência técnica, mas de posição institucional.

Daí a relevância da figura do **enfermeiro informata** — profissional com formação clínica de enfermagem e qualificação complementar em informática em saúde, capaz de traduzir requisitos assistenciais em especificações de sistema e de auditar criticamente o que o fornecedor entrega. Trata-se de campo consolidado internacionalmente e ainda incipiente no Brasil, onde a especialização em informática em enfermagem permanece pouco ofertada e raramente reconhecida na estrutura de cargos dos serviços.

Quadro 8 — Competências em IA e dados por nível de formação

Nível	Competência central	Verificação possível
Graduação	Compreender o que é um modelo preditivo, ler métricas básicas e reconhecer o dever de registro como insumo analítico	Estação prática de leitura crítica de um alerta e sua justificativa
Especialização e residência	Avaliar validação externa, calibração e carga de alertas; auditar equidade em subgrupos	Análise crítica de um modelo em uso no serviço
Educação permanente	Operar com segurança em modo manual; reconhecer viés de automação na própria prática	Simulação de falha do sistema com registro da conduta

Nível	Competência central	Verificação possível
Enfermeiro informata	Especificar requisitos, mapear terminologias e participar da governança do ciclo de vida	Participação formal em comissão de adoção e desimplantação

8.4 A formação brasileira diante da lacuna: o que dizem as novas Diretrizes Curriculares

A discussão chega ao Brasil em momento decisivo. As Diretrizes Curriculares Nacionais do curso de graduação em Enfermagem foram instituídas pela Resolução CNE/CES nº 1, de 15 de maio de 2026, que estabelece carga horária mínima de quatro mil horas em formato de oferta presencial, com limite mínimo de cinco anos para integralização (art. 3º), organizando o processo formativo em cinco áreas integradas: Cuidado de Enfermagem na Atenção à Saúde Humana; Gestão do Cuidado, dos Serviços de Enfermagem e de Saúde; Desenvolvimento Profissional em Enfermagem; Pesquisa em Enfermagem e Saúde; e Educação em Saúde (art. 9º).

O exame do texto quanto ao tema deste capítulo produz um achado que merece registro cuidadoso. A norma trata de tecnologia em quatro passagens, todas em formulação genérica:

a) o art. 4º, XIII, estabelece como princípio geral da formação "a incorporação crítica e constante dos avanços e inovações teóricos e práticos da ciência e da tecnologia";
b) o art. 11, ao definir as competências da área de Gestão do Cuidado, determina, no inciso V, "gerenciar os recursos humanos, físicos, materiais e **de informação** em serviços de Enfermagem e de saúde"; no inciso VI, "promover o uso de instrumentos e tecnologias gerenciais que fortaleçam o trabalho em equipe"; e, no inciso VII, a necessidade de "garantir a privacidade, a confidencialidade, o sigilo e a veracidade das informações compartilhadas com usuários, profissionais e público em geral";
c) o art. 15, III, inclui, entre os conhecimentos a serem providos, os de "Ciências Exatas — conteúdos de matemática, estatística e tecnologias da informação aplicados à Enfermagem";

d) o art. 20 disciplina as ações de ensino mediadas por tecnologias de informação e comunicação, definindo-as como ferramentas pedagógicas de uso crítico, reflexivo e ético, que não podem descaracterizar a oferta presencial obrigatória.

Não constam do texto da Resolução as expressões inteligência artificial, algoritmo, saúde digital, letramento digital, prontuário eletrônico, interoperabilidade, telessaúde ou informática em enfermagem. O tratamento da tecnologia é, portanto, principiológico e instrumental: ela aparece como objeto de incorporação crítica (art. 4º), como recurso de gestão (art. 11), como conteúdo de área básica (art. 15) e como meio pedagógico (art. 20) — nunca como domínio de competência clínica autônoma.

Duas leituras são possíveis, e ambas são úteis ao debate.

A primeira é crítica. Uma norma editada em 2026, que regerá a formação de enfermeiros brasileiros pela próxima década, não menciona a tecnologia que já opera sobre a predição de risco, o dimensionamento de pessoal e a documentação clínica no país. A ausência não é neutra: currículos tendem a seguir o que a norma nomeia, e o que ela não nomeia depende inteiramente da iniciativa de cada colegiado. Considerando que os projetos pedagógicos serão agora reformulados em bloco para adequação à nova Resolução, a omissão tende a se reproduzir por inércia.

A segunda leitura é propositiva e, a nosso ver, mais produtiva. A Resolução, por ser principiológica, **não impede** e em vários pontos **autoriza** a incorporação do letramento em dados. O art. 4º, XIII, ao exigir incorporação *crítica* dos avanços tecnológicos, oferece fundamento normativo direto para o ensino da avaliação crítica de modelos preditivos — que é, precisamente, incorporação crítica e não adesão acrítica. O art. 10, VI, ao determinar que o cuidado se desenvolva "com base no raciocínio clínico, no pensamento crítico, na prática baseada em evidências e na ética para a tomada de decisão", ampara o ensino da confrontação entre julgamento clínico e saída algorítmica. O art. 11, VII, ao exigir a garantia de privacidade, confidencialidade, sigilo e veracidade das informações, alcança diretamente as questões discutidas na seção 7.3

deste capítulo. E o art. 15, III, ao prever conteúdos de estatística e tecnologias da informação aplicados à Enfermagem, é a porta de entrada natural para a leitura crítica de métricas de desempenho tratada na seção 2.4.

A recomendação que decorre desse exame é específica: não se trata de propor nova disciplina de inteligência artificial, mas de explicitar, nos projetos pedagógicos ora em reformulação, que os conteúdos de estatística aplicada previstos no art. 15, III, incluem a interpretação de medidas de desempenho de modelos preditivos; que o princípio do art. 4º, XIII, se realiza pela capacidade de avaliar criticamente tecnologias antes de adotá-las; e que a competência de gestão da informação do art. 11, V, compreende a qualidade do registro como insumo analítico, e não apenas como obrigação documental. A norma comporta essa leitura. O que ela não faz é impô-la — e essa é exatamente a diferença que as coordenações de curso decidirão nos próximos meses.

Quadro 9 — Dispositivos da Resolução CNE/CES nº 1/2026 e sua leitura propositiva para o letramento em dados

Dispositivo	Texto normativo (síntese)	Leitura propositiva para o PPC	Conteúdo correspondente neste capítulo
Art. 4º, XIII	Princípio da incorporação crítica e constante dos avanços e inovações da ciência e da tecnologia	Incorporação crítica exige capacidade de avaliar a tecnologia antes de adotá-la, e não apenas de operá-la	Seções 2.4 e 5.5
Art. 10, VI	Cuidado desenvolvido com base em raciocínio clínico, pensamento crítico, prática baseada em evidências e ética	Ampara o ensino da confrontação entre julgamento clínico e saída algorítmica, incluindo a divergência fundamentada	Seções 6.2 e 7.4
Art. 11, V	Gerenciar recursos humanos, físicos, materiais e de informação nos serviços	Gestão da informação compreende a qualidade do registro como insumo analítico, não apenas como obrigação documental	Seções 3.4 e 5.4
Art. 11, VI	Promover o uso de instrumentos e	Abrange os sistemas preditivos de carga de	Seção 5.4

Dispositivo	Texto normativo (síntese)	Leitura propositiva para o PPC	Conteúdo correspondente neste capítulo
	tecnologias gerenciais que fortaleçam o trabalho em equipe	trabalho e dimensionamento, com suas limitações	
Art. 11, VII	Garantir privacidade, confidencialidade, sigilo e veracidade das informações compartilhadas	Alcança o uso secundário de dados, a contratação de fornecedores e os deveres da LGPD e do Código de Ética	Seções 7.2 e 7.3
Art. 15, III	Ciências Exatas: matemática, estatística e tecnologias da informação aplicadas à Enfermagem	Porta de entrada natural para discriminação, calibração, valor preditivo positivo e validação externa	Seção 2.4
Art. 20	Tecnologias de informação e comunicação como ferramentas pedagógicas de uso crítico, reflexivo e ético	Estende-se ao uso de sistemas de IA na própria formação, incluindo simulação de falha e modo manual	Seção 8.2

Nota: os dispositivos acima constituem a totalidade das menções a tecnologia na Resolução. A coluna de leitura propositiva expressa interpretação dos autores, e não conteúdo expresso do texto normativo.

9 CONSIDERAÇÕES FINAIS E AGENDA DE PESQUISA

Este capítulo sustentou uma tese e a examinou em sete recortes. A tese é que a inteligência artificial aplicada à enfermagem não substitui o julgamento clínico do enfermeiro, mas redistribui o trabalho cognitivo entre o profissional e o sistema — e que essa redistribuição, deixada à inércia institucional, tende a produzir efeitos contrários aos que a justificam.

Cinco proposições resumem o percurso.

A primeira é que a **qualidade do dado de enfermagem é uma dimensão da segurança do paciente**. Em um serviço que utiliza modelos preditivos, a escala preenchida sem avaliação e o episódio não registrado deixam de ser falhas administrativas e passam a ser fontes de erro clínico propagado, que se acumulam a cada ciclo de retreinamento.

A segunda é que **detecção não é desfecho**. A monitorização contínua e os modelos preditivos melhoram consistentemente a identificação precoce de risco, sem que essa melhoria se converta, por si, em redução de mortalidade, de transferências para terapia intensiva ou de permanência hospitalar. O que separa uma coisa da outra é a capacidade organizacional de responder — dimensionamento, protocolo de escalonamento e autoridade do enfermeiro para acionar recursos.

A terceira é que **o problema decisivo é de formulação, não de cálculo**. A escolha da variável-alvo, da população de treinamento e do que se considera relevante registrar são decisões clínicas tomadas com aparência de decisões técnicas. É nelas que se instala o viés, e é delas que a enfermagem tem estado ausente.

A quarta é que **a quantificação privilegia o que se deixa contar**. Um modelo de carga de trabalho treinado sobre o tempo documentado aprende o plano psicobiológico do cuidado e trata como inexistente a demanda dos planos psicossocial e psicoespiritual, reproduzindo com aparência de objetividade a redução procedimental que a teoria brasileira da enfermagem se constituiu para recusar.

A quinta é que **a responsabilidade profissional não é transferível ao algoritmo.** A lei brasileira de proteção de dados não assegura, hoje, revisão humana de decisão automatizada; o Código de Ética dos Profissionais de Enfermagem, ao contrário, mantém o enfermeiro respondendo por conduta que adotou, inclusive quando seguiu recomendação de um sistema. Enquanto o marco legal de inteligência artificial permanecer em tramitação, é a norma ética da profissão que sustenta a exigência de um responsável humano.

Nenhuma dessas proposições recomenda recusa da tecnologia. Todas recomendam que sua adoção seja tratada como decisão clínica e organizacional, sujeita aos mesmos critérios de evidência, validação e responsabilização que se exigem de qualquer outra intervenção sobre o cuidado.

9.1 Agenda de pesquisa

O exame da literatura revelou lacunas que a enfermagem está em posição privilegiada para preencher. Seis linhas se destacam.

a) Validação em população brasileira. Praticamente toda a evidência discutida provém de instituições do Norte global. Estudos de validação externa de modelos preditivos de lesão por pressão, quedas e deterioração clínica em serviços brasileiros — com estratificação por região, porte e natureza jurídica — são a prioridade imediata, e sua ausência é o principal obstáculo à adoção responsável no país.

b) Desfechos sensíveis à enfermagem. A literatura mede predominantemente mortalidade, permanência e transferência para terapia intensiva. Faltam ensaios que meçam o que a enfermagem produz: tempo de cuidado direto, incidência de eventos evitáveis sensíveis ao cuidado, experiência do paciente com a monitorização e carga cognitiva da equipe.

c) Ensaios pragmáticos de implantação. A concentração de estudos nas fases de desenvolvimento e teste, com participação marginal das fases de implantação e operação, mantém desconhecido o efeito real dos sistemas em uso. Delineamentos pragmáticos, do tipo antes-depois com série temporal interrompida ou randomização por *cluster*, são viáveis em serviços brasileiros e permanecem raros.

d) Representação do cuidado não procedimental. A lacuna apontada na seção 6.2 é, ela própria, agenda de pesquisa: como representar, em dados computáveis, as necessidades psicossociais e psicoespirituais, de modo que os modelos de dimensionamento deixem de tratá-las como demanda inexistente. Trata-se de problema de terminologia, de instrumento e de método, e sua solução é condição para que a quantificação não deforme o objeto que pretende medir.

e) Efeitos sobre a competência profissional. A evidência sobre desqualificação e viés de automação em enfermagem é praticamente inexistente, embora consistente em outras profissões da saúde. Estudos longitudinais sobre a formação do julgamento perito em ambientes intensivos em algoritmos são necessários antes que uma coorte inteira se forme nessas condições.

f) Governança e participação. Falta descrever o que efetivamente ocorre nas instituições brasileiras: quem decide a adoção de modelos preditivos, com que critérios, com qual participação da enfermagem e sob que arranjo de responsabilidade. Pesquisa de natureza organizacional e política, não técnica — e, por isso mesmo, pouco disputada.

A enfermagem brasileira chega a essa agenda com três ativos: a maior base instalada de registro eletrônico da atenção primária entre países de renda média, um marco ético profissional que sustenta a exigência de responsabilidade humana e uma tradição teórica própria que oferece critério para avaliar o que a quantificação preserva e o que ela perde. O que ainda falta é a presença sistemática de enfermeiros nas mesas em que essas decisões são tomadas. Essa ausência não será corrigida por avanço tecnológico algum.

10 COMO ESTE LIVRO FOI ESCRITO: PROTOCOLO DE ESCRITA CIENTÍFICA ASSISTIDA POR INTELIGÊNCIA ARTIFICIAL

10.1 Por que este capítulo existe

Um livro que discute o uso de inteligência artificial na enfermagem e que foi, ele próprio, escrito com auxílio de inteligência artificial tem uma obrigação adicional: descrever como isso foi feito. A omissão seria incoerente com o argumento central da obra — o de que sistemas algorítmicos devem operar sob governança explícita, com responsabilidade humana atribuída e método auditável.

Este capítulo cumpre três funções. Primeiro, é uma **declaração de método**: registra o protocolo efetivamente empregado, os limites impostos ao assistente e as decisões que permaneceram humanas. Segundo, é um **relato de validação**: descreve os erros que o processo produziu — inclusive erros graves, como uma referência inexistente — e os mecanismos que os detectaram. Terceiro, é um **manual reproduzível**: o leitor que queira escrever um capítulo, um artigo ou um e-book com apoio de IA encontra aqui um roteiro que pode seguir, adaptar e criticar.

A premissa que o organiza é simples e vale a pena enunciá-la antes de qualquer instrução operacional: **a IA não escreve o texto; ela acelera etapas de um trabalho cujo autor continua sendo responsável por cada afirmação publicada**. O protocolo descrito adiante existe para tornar essa responsabilidade exercível na prática, e não apenas afirmável na folha de rosto.

10.2 O ambiente de trabalho

O texto foi produzido no **Claude Cowork**, ambiente de trabalho assistido por IA que difere de uma janela de conversação comum em quatro aspectos relevantes para escrita científica.

O primeiro é a **persistência**: a sessão mantém arquivos, decisões e contexto ao longo de dias, de modo que a versão da seção 3 aprovada na segunda-feira continua disponível na quinta, sem necessidade de recolar o texto.

O segundo é o **acesso a bases de literatura**. Neste trabalho foram utilizadas duas: uma base de busca semântica sobre literatura revisada por pares, empregada para localizar evidência por tema, e uma base de gestão bibliográfica, empregada para recuperar metadados e identificadores digitais de objeto (DOI) das obras citadas. A distinção entre as duas funções é importante e será retomada adiante.

O terceiro é a **leitura de fontes primárias**. O assistente pôde abrir e ler integralmente documentos normativos em PDF — resoluções, leis, diretrizes curriculares —, extrair seu texto e buscar termos dentro dele. Foi essa capacidade que produziu o achado mais original do livro, descrito na seção 10.4.

O quarto é a **produção do artefato final**: o mesmo ambiente converteu o texto aprovado em documento Word formatado segundo a ABNT, gerou a figura em resolução de impressão, renderizou o PDF e mediu a paginação real — o que, como se verá, revelou um erro que nenhuma leitura do texto teria revelado.

Nada disso é indispensável. Um autor pode obter resultado equivalente com um assistente de conversação, um gerenciador de referências e um editor de texto. O ganho está na redução do atrito entre essas etapas, não em alguma capacidade que só exista nesse ambiente.

10.3 O protocolo em sete etapas

O Quadro 1 sintetiza o protocolo. As subseções seguintes detalham cada etapa com o que foi efetivamente feito.

Quadro 1 — Protocolo de escrita científica assistida por IA

Etapa	O que fazer	Quem decide	Erro que previne
1. Especificar	Definir papel, audiência, extensão, recortes, termos exigidos e vedações	Autor	Texto genérico e fora de escopo
2. Esboçar	Exigir esboço detalhado e validá-lo antes de qualquer redação	Autor	Reescrita integral por estrutura errada
3. Parametrizar	Fixar norma de referência, formato de saída e ênfase geográfica	Autor	Retrabalho de formatação ao final
4. Pesquisar	Levantar toda a evidência antes de redigir; nunca simultaneamente	IA, sob crivo do autor	Citação fabricada e afirmação sem lastro
5. Redigir	Uma seção por vez, com validação explícita ao final de cada uma	IA propõe, autor valida	Acúmulo de desvios não percebidos
6. Verificar	Conferir fontes primárias, citações, coerência e consistência numérica	Autor, com apoio da IA	Erro publicado
7. Montar e medir	Gerar o arquivo final e medir paginação, extensão e completude	IA, sob conferência do autor	Descoberta tardia de excesso de extensão

10.3.1 Etapa 1 — Especificar antes de pedir

O primeiro comando dado ao assistente não foi "escreva um capítulo sobre inteligência artificial em enfermagem". Foi uma especificação com sete elementos: o **papel** a assumir (pesquisador sênior em enfermagem digital); o **gênero e o tom** (capítulo de livro, acadêmico e analítico); o **objetivo** (explicar a transformação da prática clínica pela análise de dados); a **audiência** (acadêmicos e profissionais); a **extensão** (12 a 15 páginas com as referências); os **recortes obrigatórios** (cuidado centrado no paciente, ética profissional, prontuário eletrônico, dispositivos vestíveis); e os **termos exigidos** (*Machine Learning*, PLN, interoperabilidade), acompanhados de duas vedações explícitas — sem jargão técnico desnecessário, sem linguagem genérica ou motivacional.

A especificação incluiu ainda uma exigência de **processo**: apresentar esboço para validação antes de começar e solicitar retorno ao final de cada seção. Essa exigência é, na prática, o item mais importante da lista, porque converte o assistente de gerador de texto em executor de um plano que o autor controla.

A diferença de resultado entre um pedido genérico e uma especificação como essa não é de qualidade da escrita — é de pertinência. Um pedido genérico produz um texto correto sobre um tema; uma especificação produz um texto sobre *o* tema, no formato em que ele será publicado.

10.3.2 Etapa 2 — Exigir o esboço e validá-lo

O assistente devolveu um esboço com nove seções, cada uma com extensão estimada e conteúdo previsto. A validação desse esboço tomou poucos minutos e evitou o risco mais caro do processo: descobrir, após dez mil palavras redigidas, que a estrutura não servia.

Na validação, o autor solicitou uma alteração — a inclusão de quadros-síntese e de uma figura de fluxo. Essa decisão, tomada antes da primeira linha escrita, determinou a arquitetura visual de todo o livro.

Recomendação prática: valide o esboço mesmo quando ele parecer óbvio. É a única etapa em que uma mudança estrutural custa segundos.

10.3.3 Etapa 3 — Fixar os parâmetros editoriais

Três perguntas foram respondidas antes da redação: qual norma de referência (ABNT NBR 6023), qual formato de entrega (Word editável) e qual o peso do contexto brasileiro (forte ênfase nacional, com evidência internacional de apoio).

Parece burocrático e não é. A escolha da norma determina como as citações são construídas no corpo do texto — autor-data, no caso da ABNT —, e mudá-la depois exige reescrever todas as chamadas. A escolha da ênfase geográfica determina quais fontes serão buscadas: sem ela, a pesquisa teria produzido um capítulo integralmente ancorado em literatura do Norte global, e o argumento sobre a Rede Nacional de Dados em Saúde, a Lei Geral de Proteção de Dados e as resoluções do Conselho Federal de Enfermagem simplesmente não existiria.

10.3.4 Etapa 4 — Separar pesquisa de redação

Esta é a regra de maior consequência do protocolo, e a mais frequentemente violada por quem escreve com IA: **nenhuma linha do capítulo foi redigida antes de a pesquisa estar concluída**.

O procedimento foi o seguinte. O assistente executou buscas temáticas sucessivas em base de literatura revisada por pares — aprendizado de máquina na prática de enfermagem; PLN em registros clínicos; monitorização contínua por dispositivos vestíveis; fadiga de alarmes; viés algorítmico; validação externa de modelos de sepse; predição de lesão por pressão; carga documental; competências e letramento em IA; dimensionamento de pessoal — recolhendo, de cada busca, os estudos com desenho, tamanho amostral e resultados explícitos. Em paralelo, buscou e leu as fontes normativas brasileiras em suas páginas oficiais.

Só então a redação começou.

A razão dessa separação é técnica e vale ser compreendida. Um modelo de linguagem que redige e "lembra" fontes ao mesmo tempo tende a produzir citações plausíveis e inexistentes, porque a geração de uma referência bem formatada é, para o modelo, uma tarefa de mesma natureza que a geração de uma frase. Quando a base de referências é levantada antes e mantida como material fixo, a redação passa a ser um exercício de uso de fontes conhecidas, e não de evocação. O risco não desaparece — a seção 10.4 registra um caso em que ele se materializou —, mas cai de forma substantiva.

Regra prática: peça a pesquisa; leia os resultados; só depois peça o texto. Nunca "escreva e cite as fontes".

10.3.5 Etapa 5 — Redigir por seção, validando cada uma

Cada seção foi redigida isoladamente e apresentada ao autor com três informações: o texto, a extensão em palavras e uma nota indicando as escolhas discutíveis — por exemplo, quais afirmações eram interpretação dos autores e não achado da literatura.

O autor respondeu a cada seção com uma decisão: aprovar e seguir, aprovar com ajuste, ou redirecionar. As intervenções mais consequentes foram estas:

- **expandir siglas** (CIPE, NANDA-I, NIC, NOC, SNOMED CT, HL7 FHIR) — o autor identificou que o texto usava as abreviaturas sem apresentá-las, problema invisível para quem domina o campo;
- **ancorar em teoria de enfermagem** — a solicitação de sustentar o argumento sobre presença e julgamento clínico em referencial teórico próprio, que levou à incorporação de Benner, Paterson e Zderad, Watson e, em seguida, de Wanda Horta;
- **marcar as recomendações autorais** — a exigência de distinguir tipograficamente o que era achado de pesquisa do que era proposição dos autores;
- **acrescentar caso concreto e marco regulatório** — o exemplo de contratação de fornecedor e a discussão do projeto de lei brasileiro de IA, ausentes da primeira versão.

Nenhuma dessas intervenções teria ocorrido se o capítulo tivesse sido gerado de uma só vez e revisado ao final. A validação seção a seção não é formalidade: é o mecanismo pelo qual o conhecimento do autor entra no texto.

Da terceira intervenção nasceu a passagem que o autor considera a mais original do livro. Ao pedir ancoragem teórica brasileira, abriu-se a possibilidade de articular os três planos de necessidades humanas básicas de Horta com a crítica técnica aos modelos preditivos de carga de trabalho — o argumento de que tais modelos aprendem apenas o plano psicobiológico, porque é o único que gera registro cronometrável. Esse argumento não estava na literatura consultada nem no esboço: emergiu do encontro entre uma exigência do autor e um material que o assistente havia reunido.

10.3.6 Etapa 6 — Verificar em três camadas

A verificação foi organizada em camadas independentes, e cada uma capturou erros que as outras não capturaram.

Camada 1 — fontes primárias. Toda norma citada foi lida em sua fonte oficial, e não em resumo. O Código de Ética dos Profissionais de Enfermagem foi consultado para confirmar a numeração e o teor dos artigos 36, 51, 52, 87 e 89. A tramitação do projeto de lei de inteligência artificial foi verificada na página do Senado Federal. O texto integral das Diretrizes Curriculares Nacionais de 2026 foi obtido em PDF, extraído e submetido a busca termo a termo.

Camada 2 — integridade das citações. Ao final da redação, cada chamada autor-data do corpo do texto foi confrontada com a lista de referências, e cada entrada da lista foi confrontada com o corpo. Foram detectadas 69 citações e verificada a existência de entrada correspondente para todas — após a correção de duas falhas graves, descritas adiante.

Camada 3 — coerência global. O texto consolidado foi submetido a verificações automatizadas de repetição de frases, consistência de valores numéricos entre seções, ordem de numeração dos quadros e integridade das referências cruzadas internas. Essa camada detectou quadros numerados fora da ordem de leitura, uma subseção deslocada para depois das considerações finais e três redundâncias literais.

10.3.7 Etapa 7 — Montar o artefato e medir

A montagem converteu o texto aprovado em documento Word com formatação ABNT — margens 3/2/3/2 cm, Times New Roman 12, entrelinhas 1,5, recuo de primeira linha, quadros com bordas e cabeçalho sombreado, referências alinhadas à esquerda com espaço simples e numeração de páginas. A figura foi gerada em 300 dpi. O documento foi então convertido em PDF e **a paginação real foi medida**.

Foi aqui que o erro mais visível do processo apareceu — e é sobre ele que trata a seção seguinte.

10.4 O que deu errado

Um relato de método que registre apenas os acertos é propaganda, não metodologia. O Quadro 2 lista os erros efetivamente ocorridos, o mecanismo que os detectou e a lição operacional de cada um.

Quadro 2 — Erros ocorridos no processo, detecção e mitigação

Erro	Natureza	Como foi detectado	Lição operacional
Referência inexistente ("Silva et al., 2026")	Citação fabricada durante a redação	Conferência sistemática corpo × lista, ao final	Toda citação deve ser confrontada com a lista antes da entrega
Autor inexistente ("Kesehatan et al.")	Erro de indexação da base, incorporado sem checagem	Montagem da lista de referências	Metadados de base bibliográfica não substituem a fonte
Ano incorreto em duas obras	Preprint tomado por publicação final	Recuperação de DOI	Confirme o registro definitivo, não a primeira versão
Estimativa de páginas errada por fator de três	Premissa não verificada sobre palavras por página	Renderização e contagem no PDF	Meça a paginação; não a estime
Metadados incompletos (volume, número, páginas)	Limite das bases consultadas	Conferência da lista final	Declare a lacuna; não a preencha por inferência
Quadros numerados fora da ordem de leitura	Consolidação de seções escritas separadamente	Verificação automatizada de sequência	Renumere após a montagem, nunca durante

Três desses erros merecem comentário, por serem representativos de classes distintas de falha.

A citação fabricada. Em uma passagem sobre queda de desempenho de modelos sob validação externa, o texto atribuía a afirmação a "Silva et al., 2026" — trabalho que não existe e que nunca constou de qualquer busca realizada. A afirmação em si era verdadeira e estava sustentada por outra fonte, corretamente citada na mesma frase; o que se fabricou foi a referência adicional. Esse é o modo típico de manifestação do problema: não uma invenção grosseira, mas um acréscimo plausível junto a uma citação legítima. Ele foi detectado apenas porque a conferência corpo × lista foi executada de forma sistemática, e não por amostragem.

O autor inexistente. Uma revisão de escopo foi citada como "Kesehatan et al., 2026". A base de literatura havia registrado, no campo de autoria, um fragmento do nome do periódico — *Jurnal Kesehatan*. O assistente reproduziu o erro sem questioná-lo. A lição é específica e generalizável: bases bibliográficas contêm erros de indexação, e um assistente que confia nelas propaga esses erros com a mesma fluência com que propaga informação correta.

A estimativa de páginas. Ao longo de todo o processo, o assistente informou ao autor estimativas de extensão em páginas — "aproximadamente duas páginas", "cerca de 2,5 páginas". Todas estavam erradas por um fator próximo de três, porque partiam de uma premissa não verificada sobre quantas palavras cabem em uma página. O capítulo, projetado para 15 páginas, fechou em 47. O erro só apareceu quando o documento foi efetivamente renderizado e a paginação, contada. Nenhuma leitura do texto o revelaria.

Vale registrar também o **caso em que a verificação produziu o achado**. As novas Diretrizes Curriculares Nacionais de Enfermagem, publicadas em maio de 2026, foram obtidas em PDF, tiveram o texto extraído e submetido a busca termo a termo. Constatou-se que as expressões *inteligência artificial*, *algoritmo*, *saúde digital*, *letramento digital*, *prontuário eletrônico*, *interoperabilidade*, *telessaúde* e *informática em enfermagem* não ocorrem uma única vez na norma. Essa é uma afirmação forte, que só pode ser feita porque foi verificada em fonte primária integral — não seria admissível a partir de resumo, notícia ou memória do modelo.

10.5 A divisão do trabalho

O Quadro 3 explicita o que coube a cada parte. A distribuição não é arbitrária: segue o princípio de que a IA executa tarefas verificáveis e o autor decide tudo aquilo cuja verificação depende de julgamento profissional.

Quadro 3 — Divisão de responsabilidades

Tarefa	Executada por	Verificada por
Definição de tema, escopo, tese e estrutura	Autor	Autor
Busca sistemática de literatura	IA	Autor (pertinência)
Leitura e extração de normas em fonte primária	IA	Autor (interpretação jurídica)
Redação das seções	IA	Autor (a cada seção)
Seleção do referencial teórico de enfermagem	Autor	Autor
Argumentação original do livro	Autor e IA, conjuntamente	Autor
Conferência de citações e metadados	IA	Autor
Formatação, figura e montagem do arquivo	IA	Autor
Responsabilidade pelo conteúdo publicado	Autor	Autor

A linha decisiva é a última. Nenhuma das anteriores altera o fato de que a responsabilidade sobre cada afirmação impressa é integralmente humana.

10.6 Ética autoral e declaração de uso

As duas principais instâncias internacionais de ética editorial em saúde convergem. O **International Committee of Medical Journal Editors** (ICMJE) estabelece que sistemas de IA e assistentes conversacionais não podem ser listados como autores, porque não podem responder pela acurácia, integridade e originalidade do trabalho; determina que os autores divulguem, na submissão e em seção apropriada do manuscrito, se e como utilizaram tecnologias assistidas por IA; e atribui aos autores humanos responsabilidade integral pelo material submetido, incluindo a verificação de plágio e a proibição de usar a IA como fonte primária de referência (ICMJE, 2023). O **Committee on Publication Ethics** (COPE) sustenta posição equivalente: ferramentas de IA não satisfazem os requisitos de autoria porque não podem assumir responsabilidade pelo trabalho, e seu uso deve ser declarado na seção de métodos, com identificação da ferramenta empregada (COPE, 2023).

Disso decorre um dever prático que este livro cumpre no próprio corpo do texto. A seguir, um modelo de declaração que o leitor pode adaptar:

> **Declaração de uso de inteligência artificial.** Na elaboração deste trabalho foi utilizado o assistente de inteligência artificial [nome e versão da ferramenta], em [período], nas seguintes tarefas: busca de literatura, organização de referências, redação de versões preliminares do texto e formatação do documento. Todas as fontes citadas foram verificadas pelo(s) autor(es) em suas publicações originais. A definição do tema, da estrutura argumentativa e das conclusões, bem como a revisão final do texto, foram realizadas integralmente pelo(s) autor(es), que assumem responsabilidade integral pelo conteúdo publicado. A ferramenta não é listada como autora, em conformidade com as recomendações do ICMJE e do COPE.

Duas observações sobre a redação dessa declaração. Ela deve nomear **tarefas concretas**, e não usar fórmulas vagas como "com apoio de ferramentas de IA". E deve afirmar explicitamente a **verificação das fontes**, porque é justamente esse o ponto em que o uso de IA introduz risco específico ao trabalho científico.

10.7 O que não delegar

Quatro decisões permaneceram integralmente humanas neste livro, e a recomendação é que assim permaneçam em qualquer trabalho equivalente.

A tese. O que o texto sustenta não pode ser terceirizado. Um assistente produz sínteses equilibradas por construção; a posição autoral — o que se afirma, contra o que se afirma, com que consequência — é do autor.

A seleção do referencial teórico. Escolher Horta e Benner como eixos, e não outros teóricos igualmente respeitáveis, é decisão que depende de conhecer a tradição da profissão e o que ela permite argumentar. Foi decisão do autor, e alterou substantivamente o capítulo.

A interpretação normativa. Ler o que uma resolução diz é tarefa que a IA executa bem. Decidir o que ela significa para a prática profissional — e o que sua omissão implica — é julgamento que pertence a quem responde profissionalmente por essa prática.

A verificação final. Nenhum dos erros descritos na seção 10.4 teria sido inaceitável se detectado; todos seriam graves se publicados. A revisão final do autor, com as fontes à mão, é a última barreira e não pode ser delegada ao mesmo sistema que produziu o texto.

10.8 Roteiro reproduzível

O Quadro 4 apresenta os comandos que estruturaram este trabalho, em formulação genérica, para uso direto pelo leitor.

Quadro 4 — Comandos-modelo por etapa

Etapa	Comando-modelo
Especificar	"Aja como pesquisador sênior em [área]. Escreva [gênero] com tom [tom] sobre [tema], para [audiência], com [extensão]. Aborde obrigatoriamente [recortes]. Use os termos [termos], evitando jargão desnecessário. Não use linguagem genérica ou motivacional. Antes de começar, apresente um esboço detalhado para minha validação. Após cada seção, solicite meu retorno."
Parametrizar	"Adote [norma de referência]. Entregue em [formato]. Priorize evidência de [recorte geográfico], com literatura internacional de apoio."
Pesquisar	"Antes de redigir qualquer parágrafo, levante a literatura sobre [temas]. Apresente os estudos com desenho, amostra e resultados principais. Não redija o texto nesta etapa."
Restringir	"Não cite nenhuma fonte que você não tenha localizado nesta sessão. Se não houver evidência para uma afirmação, diga isso em vez de citar."
Redigir	"Redija apenas a seção [n]. Ao final, informe a contagem de palavras e assinale quais afirmações são interpretação sua, e não achado da literatura."
Verificar	"Confronte cada citação do corpo do texto com a lista de referências e vice-versa. Aponte citações sem entrada e entradas sem citação."

Etapa	Comando-modelo
Auditar fonte	"Leia o texto integral deste documento e localize os dispositivos que tratam de [tema]. Cite artigo e inciso. Se o termo não ocorrer no texto, diga que não ocorre."
Medir	"Gere o arquivo final formatado e informe a paginação real do PDF, não uma estimativa."

Duas recomendações complementam o quadro.

A primeira é **exigir sinalização de incerteza**. O comando "assinale quais afirmações são interpretação sua" produziu, ao longo do trabalho, notas que permitiram ao autor distinguir achado de proposição — distinção que, em texto científico, separa a contribuição legítima da atribuição indevida.

A segunda é **pedir a medição, não a estimativa**. Sempre que uma grandeza puder ser contada — palavras, páginas, número de referências, ocorrências de um termo em uma norma —, peça a contagem. O erro de paginação descrito neste capítulo teria sido evitado por essa única exigência, aplicada na primeira seção em vez da última.

10.9 Considerações finais do capítulo

O processo descrito produziu, em poucos dias, um texto com 74 referências verificadas, nove quadros, uma figura e um achado normativo original — volume de trabalho que, em regime convencional, ocuparia semanas. Produziu também uma referência fabricada, um autor inexistente, dois anos incorretos e uma estimativa de extensão errada por fator de três.

As duas metades desse balanço são inseparáveis, e é isso que o capítulo pretende transmitir. A aceleração é real e a fragilidade também. O que determina qual das duas prevalece não é a sofisticação da ferramenta, mas a existência de um protocolo que separe pesquisa de redação, valide a estrutura antes do texto, confira as fontes na origem e meça o que pode ser medido.

Há uma simetria digna de nota entre este capítulo e o restante do livro. O argumento sustentado nos capítulos anteriores — o de que sistemas de IA aplicados ao cuidado exigem validação local, monitoramento contínuo, atribuição explícita de responsabilidade e presença humana no ponto de decisão — vale, sem alteração substantiva, para a IA aplicada à escrita científica. Muda o objeto; não muda a exigência.

REFERÊNCIAS

AREIA, César et al. The impact of wearable continuous vital sign monitoring on deterioration detection and clinical outcomes in hospitalised patients: a systematic review and meta-analysis. **Critical Care**, [s. l.], v. 25, 2021. DOI: 10.1186/s13054-021-03766-4.

AYKUT, Züleyha et al. Alarm management practices among intensive care nurses: an observational study. **Journal of Clinical Nursing**, [s. l.], 2025. DOI: 10.1111/jocn.70036.

BAEK, Yunmi et al. Prediction of nursing need proxies using vital signs and biomarkers data: application of deep learning models. **Journal of Clinical Nursing**, [s. l.], 2024. DOI: 10.1111/jocn.17612.

BENNER, Patricia. **From novice to expert**: excellence and power in clinical nursing practice. Menlo Park: Addison-Wesley, 1984.

BRASIL. Lei nº 13.709, de 14 de agosto de 2018. Lei Geral de Proteção de Dados Pessoais (LGPD). **Diário Oficial da União**: seção 1, Brasília, DF, 15 ago. 2018.

BRASIL. Ministério da Educação. Conselho Nacional de Educação. Câmara de Educação Superior. **Resolução CNE/CES nº 1, de 15 de maio de 2026**. Institui as Diretrizes Curriculares Nacionais dos cursos de graduação em Enfermagem, bacharelado e licenciatura. **Diário Oficial da União**, Brasília, DF, 2026.

BRASIL. Ministério da Saúde. **Censo das Unidades Básicas de Saúde**. Brasília, DF: Ministério da Saúde, 2025.

BRASIL. Ministério da Saúde. **Estratégia de Saúde Digital para o Brasil 2020-2028**. Brasília, DF: Ministério da Saúde, 2020. 129 p.

BRASIL. Senado Federal. **Projeto de Lei nº 2.338, de 2023**. Dispõe sobre o uso da inteligência artificial. Brasília, DF: Senado Federal, 2023. Aprovado pelo Plenário do Senado Federal em 10 dez. 2024 e remetido à Câmara dos Deputados em 17 mar. 2025.

CASEY, Siobhan et al. Critical care nurses' knowledge of alarm fatigue and practices towards alarms: a multicentre study. **Intensive and Critical Care Nursing**, [s. l.], 2018. DOI: 10.1016/j.iccn.2018.05.004.

CHIN, Marshall H. et al. Guiding principles to address the impact of algorithm bias on racial and ethnic disparities in health and health care. **JAMA Network Open**, [s. l.], 2023. DOI: 10.1001/jamanetworkopen.2023.45050.

COMMITTEE ON PUBLICATION ETHICS (COPE). **Authorship and AI tools**: COPE position statement. [S. l.]: COPE, 2023. Disponível em: https://publicationethics.org/guidance/cope-position/authorship-and-ai-tools. Acesso em: 30 ago. 2026.

CONSELHO FEDERAL DE ENFERMAGEM (COFEN). **Resolução Cofen nº 564, de 6 de novembro de 2017**. Aprova o novo Código de Ética dos Profissionais de Enfermagem. Brasília, DF: Cofen, 2017.

CONSELHO FEDERAL DE ENFERMAGEM (COFEN). **Resolução Cofen nº 736, de 17 de janeiro de 2024**. Dispõe sobre a implementação do Processo de Enfermagem em todo contexto socioambiental onde ocorre o cuidado de enfermagem. Brasília, DF: Cofen, 2024.

EL ARAB, R. E. et al. Integrative review of artificial intelligence applications in nursing: education, clinical practice, workload management, and professional perceptions. **Frontiers in Public Health**, [s. l.], 2025. DOI: 10.3389/fpubh.2025.1619378.

EL TARHOUNY, Shereen et al. Deskilling dilemma: brain over automation. **Frontiers in Medicine**, [s. l.], 2026. DOI: 10.3389/fmed.2026.1765692.

EL-BANNA, Majeda M. et al. AI literacy and competency in nursing education: preparing students and faculty members for an AI-enabled future — a systematic review and meta-analysis. **Frontiers in Medicine**, [s. l.], 2025. DOI: 10.3389/fmed.2025.1681784.

GESNER, Emily J. et al. Documentation burden in nursing and its role in clinician burnout syndrome. **Applied Clinical Informatics**, [s. l.], 2022. DOI: 10.1055/s-0042-1757157.

GÜNDOĞAN, Gamze et al. The effects of alarm fatigue on the tendency to make medical errors in nurses working in intensive care units. **Nursing in Critical Care**, [s. l.], 2023. DOI: 10.1111/nicc.12969.

HASSANEIN, Salwa et al. Artificial intelligence in nursing: an integrative review of clinical and operational impacts. **Frontiers in Digital Health**, [s. l.], 2025. DOI: 10.3389/fdgth.2025.1552372.

HEUDEL, P. et al. Artificial intelligence in medicine: a scoping review of the risk of deskilling and loss of expertise among physicians. **ESMO Real World Data and Digital Oncology**, [s. l.], 2026. DOI: 10.1016/j.esmorw.2026.100693.

HORTA, Wanda de Aguiar. **Processo de enfermagem**. São Paulo: EPU, 1979.

HOSSAIN, Elias et al. Natural language processing in electronic health records in relation to healthcare decision-making: a systematic review. **Computers in Biology and Medicine**, [s. l.], 2023. DOI: 10.1016/j.compbiomed.2023.106649.

INTERNATIONAL COMMITTEE OF MEDICAL JOURNAL EDITORS (ICMJE). **Recommendations for the conduct, reporting, editing, and publication of scholarly work in medical journals**: use of artificial intelligence in the submission and peer-review process. [S. l.]: ICMJE, 2023. Disponível em: https://www.icmje.org/recommendations/browse/artificial-intelligence/ai-use-by-authors.html. Acesso em: 30 ago. 2026.

JAIN, Anjali et al. Awareness of racial and ethnic bias and potential solutions to address bias with use of health care algorithms. **JAMA Health Forum**, [s. l.], 2023. DOI: 10.1001/jamahealthforum.2023.1197.

JOSEPH, Jeena. Algorithmic bias in public health AI: a silent threat to equity in low-resource settings. **Frontiers in Public Health**, [s. l.], 2025. DOI: 10.3389/fpubh.2025.1643180.

KHAN, Ahsan R. et al. Time spent by intensive care unit nurses on the electronic health record. **Critical Care Nurse**, [s. l.], 2022. DOI: 10.4037/ccn2022518.

KIM, Junglyun et al. Towards implementing SNOMED CT in nursing practice: a scoping review. **International Journal of Medical Informatics**, [s. l.], v. 122, p. 138-150, 2019. DOI: 10.1016/j.ijmedinf.2019.104035.

KOLECK, Theresa A. et al. Identifying symptom information in clinical notes using natural language processing. **Nursing Research**, [s. l.], 2020. DOI: 10.1097/NNR.0000000000000488.

LEE, Robert Y. et al. Assessment of natural language processing of electronic health records to measure goals-of-care discussions as a clinical trial outcome. **JAMA Network Open**, [s. l.], 2023. DOI: 10.1001/jamanetworkopen.2023.1204.

LEENEN, Jobbe P. L. et al. Current evidence for continuous vital signs monitoring by wearable wireless devices in hospitalized adults: systematic review. **Journal of Medical Internet Research**, [s. l.], v. 22, n. 6, 2020. DOI: 10.2196/18636.

LEENEN, Jobbe P. L. et al. Impact of wearable wireless continuous vital sign monitoring in abdominal surgical patients: before-after study. **BJS Open**, [s. l.], 2024b. DOI: 10.1093/bjsopen/zrad128.

LEENEN, Jobbe P. L. et al. Multidimensional analysis of alarm management in the NICU: alarm frequencies, actionable alarms and nurse perceptions. **Nursing in Critical Care**, [s. l.], 2026. DOI: 10.1111/nicc.70322.

LEENEN, Jobbe P. L. et al. Wearable wireless continuous vital signs monitoring on the general ward. **Current Opinion in Critical Care**, [s. l.], 2024a. DOI: 10.1097/MCC.0000000000001160.

LI, Irene et al. Neural natural language processing for unstructured data in electronic health records: a review. **Computer Science Review**, [s. l.], v. 46, 2022. DOI: 10.1016/j.cosrev.2022.100511.

LYELL, David et al. Automation bias in electronic prescribing. **BMC Medical Informatics and Decision Making**, [s. l.], v. 17, 2017. DOI: 10.1186/s12911-017-0425-5.

LYELL, David; COIERA, Enrico. Automation bias and verification complexity: a systematic review. **Journal of the American Medical Informatics Association**, [s. l.], v. 24, n. 2, p. 423-431, 2017. DOI: 10.1093/jamia/ocw105.

MEREDITH, Paul et al. Estimating nurse workload using a predictive model from routine hospital data: algorithm development and validation. **JMIR Medical Informatics**, [s. l.], 2025. DOI: 10.2196/71666.

MICHELS, E. et al. Alarm fatigue in healthcare: a scoping review of definitions, influencing factors, and mitigation strategies. **BMC Nursing**, [s. l.], 2025. DOI: 10.1186/s12912-025-03369-2.

MOHAMMED, Sobhia Ahmed Abdel Kader et al. Ethical and regulatory considerations in the use of AI and machine learning in nursing: a systematic review. **International Nursing Review**, [s. l.], 2025. DOI: 10.1111/inr.70010.

MOOR, Michael et al. Predicting sepsis using deep learning across international sites: a retrospective development and validation study. **eClinicalMedicine**, [s. l.], 2023. DOI: 10.1016/j.eclinm.2023.102124.

MOY, Amanda J. et al. Measurement of clinical documentation burden among physicians and nurses using electronic health records: a scoping review. **Journal of the American Medical Informatics Association**, [s. l.], 2021. DOI: 10.1093/jamia/ocaa325.

McMAHON, Mark et al. Development of a data-based method for predicting nursing workload in an acute care hospital: methodological study. **Journal of Medical Internet Research**, [s. l.], 2024. DOI: 10.2196/66667.

NAKAGAMI, Gojiro et al. Supervised machine learning-based prediction for in-hospital pressure injury development using electronic health records: a retrospective observational cohort study in a university hospital in Japan. **International Journal of Nursing Studies**, [s. l.], 2021. DOI: 10.1016/j.ijnurstu.2021.103932.

NATALI, Chiara et al. AI-induced deskilling in medicine: a mixed-method review and research agenda for healthcare and beyond. **Artificial Intelligence Review**, [s. l.], 2025. DOI: 10.1007/s10462-025-11352-1.

OBERMEYER, Ziad et al. Dissecting racial bias in an algorithm used to manage the health of populations. **Science**, [s. l.], v. 366, n. 6464, p. 447-453, 2019. DOI: 10.1126/science.aax2342.

ORGANIZAÇÃO MUNDIAL DA SAÚDE (OMS). **Ethics and governance of artificial intelligence for health**: WHO guidance. Genebra: OMS, 2021.

PADULA, William V. et al. Predicting pressure injury risk in hospitalised patients using machine learning with electronic health records: a US multilevel cohort study. **BMJ Open**, [s. l.], 2024. DOI: 10.1136/bmjopen-2023-082540.

PATERSON, Josephine G.; ZDERAD, Loretta T. **Humanistic nursing**. New York: John Wiley & Sons, 1976.

QU, Chaoran et al. The predictive effect of different machine learning algorithms for pressure injuries in hospitalized patients: a network meta-analyses. **Heliyon**, [s. l.], 2022. DOI: 10.1016/j.heliyon.2022.e11361.

RANEGGER, Renate et al. Semantic interoperability of nursing data: mapping an interface terminology to SNOMED CT. **Studies in Health Technology and Informatics**, [s. l.], 2024. DOI: 10.3233/SHTI240650.

RONY, M. K. K. et al. The role of artificial intelligence in nursing care: an umbrella review. **Nursing Inquiry**, [s. l.], 2025. DOI: 10.1111/nin.70023.

SAADEH, M. et al. Automation complacency: risks of abdicating medical decision making. **AI and Ethics**, [s. l.], 2025. DOI: 10.1007/s43681-025-00825-2.

SARRAF, Berna; GHASEMPOUR, A. Impact of artificial intelligence on electronic health record-related burnouts among healthcare professionals: systematic review. **Frontiers in Public Health**, [s. l.], 2025. DOI: 10.3389/fpubh.2025.1628831.

SCHARP, Danielle et al. Natural language processing applied to clinical documentation in post-acute care settings: a scoping review. **Journal of the American Medical Directors Association**, [s. l.], 2023. DOI: 10.1016/j.jamda.2023.09.006.

SHAW, S. et al. Wearable electronic monitoring of vital signs in hospitalised adults: a nursing focused scoping review of clinical, economic and implementation outcomes. **Journal of Advanced Nursing**, [s. l.], 2026. DOI: 10.1111/jan.70583.

SIDDIQUE, S. et al. The impact of health care algorithms on racial and ethnic disparities. **Annals of Internal Medicine**, [s. l.], 2024. DOI: 10.7326/M23-2960.

SILVA, Carolina Giordani da et al. SNOMED-CT as a standardized language system model for nursing: an integrative review. **Revista Gaúcha de Enfermagem**, Porto Alegre, 2020. DOI: 10.1590/1983-1447.2020.20190281.

SONG, Wenyu et al. Predicting pressure injury using nursing assessment phenotypes and machine learning methods. **Journal of the American Medical Informatics Association**, [s. l.], 2021. DOI: 10.1093/jamia/ocaa336.

SONG, Yulei et al. Predicting nursing workload in digestive wards based on machine learning: a prospective study. **BMC Nursing**, [s. l.], 2024. DOI: 10.1186/s12912-024-02570-z.

THORODDSEN, Ásta et al. Description of COVID-19 patients and mapping nursing data to ICNP 2021 reference set in SNOMED CT. **International Nursing Review**, [s. l.], 2022. DOI: 10.1111/inr.12824.

TOMLINSON, Emily J. et al. A curriculum framework for embedding artificial intelligence literacies in pre-registration nursing education. **Nurse Education Today**, [s. l.], 2025. DOI: 10.1016/j.nedt.2025.106928.

UNIÃO EUROPEIA. **Regulamento (UE) 2024/1689 do Parlamento Europeu e do Conselho**, de 13 de junho de 2024, que estabelece regras harmonizadas em matéria de inteligência artificial. **Jornal Oficial da União Europeia**, 2024.

VALAN, Bruno et al. Evaluating sepsis watch generalizability through multisite external validation of a sepsis machine learning model. **npj Digital Medicine**, [s. l.], 2025. DOI: 10.1038/s41746-025-01664-5.

VAN SLAMBROUCK, L. et al. Wearable and wireless continuous monitoring for early detection of clinical deterioration in high-risk inpatients: a scoping review. **Intensive and Critical Care Nursing**, [s. l.], 2026. DOI: 10.1016/j.iccn.2026.104419.

VON GERICH, Hanna et al. Artificial intelligence-based technologies in nursing: a scoping literature review of the evidence. **International Journal of Nursing Studies**, [s. l.], v. 127, 2021. DOI: 10.1016/j.ijnurstu.2021.104153.

WANG, Qin et al. Research on artificial intelligence literacy among nursing professionals: a scoping review. **BMC Nursing**, [s. l.], 2026. DOI: 10.1186/s12912-026-04448-8.

WANG, Zichen et al. A methodological systematic review of validation and performance of sepsis real-time prediction models. **npj Digital Medicine**, [s. l.], 2025. DOI: 10.1038/s41746-025-01587-1.

WANGPITIPANIT, Supichaya et al. Exploring the deep learning of artificial intelligence in nursing: a concept analysis with Walker and Avant's approach. **BMC Nursing**, [s. l.], 2024. DOI: 10.1186/s12912-024-02170-x.

WATSON, Jean. **Nursing**: the philosophy and science of caring. Boston: Little, Brown, 1979.

WEENK, Mariska et al. Continuous monitoring of vital signs using wearable devices on the general ward: pilot study. **JMIR mHealth and uHealth**, [s. l.], v. 5, n. 7, 2017. DOI: 10.2196/mhealth.7208.

WELLER, Grant B. et al. A retrospective observational study of continuous wireless vital sign monitoring via a medical grade wearable device on hospitalized floor patients. **Journal of Clinical Medicine**, [s. l.], 2024. DOI: 10.3390/jcm13164747.

WIEBEN, A. et al. Nurses' perceptions of the design, implementation, and adoption of machine learning clinical decision support: a descriptive qualitative study. **Journal of Nursing Scholarship**, [s. l.], 2024. DOI: 10.1111/jnu.13001.

WONG, Andrew et al. External validation of a widely implemented proprietary sepsis prediction model in hospitalized patients. **JAMA Internal Medicine**, [s. l.], v. 181, n. 8, p. 1065-1070, 2021. DOI: 10.1001/jamainternmed.2021.2626.

WONG, Andrew et al. Multicenter prospective validation of an updated proprietary sepsis prediction model. **JAMA Network Open**, [s. l.], 2026. DOI: 10.1001/jamanetworkopen.2026.0181.

WU, Yuxuan et al. Evaluating the prevalence of burnout among health care professionals related to electronic health record use: systematic review and meta-analysis. **JMIR Medical Informatics**, [s. l.], 2024. DOI: 10.2196/54811.

XIE, Wenyi et al. Beyond literacy to clinical competency: a framework for integrating generative AI into nursing education. **Nurse Education Today**, [s. l.], 2026. DOI: 10.1016/j.nedt.2026.107108.

www.ingramcontent.com/pod-product-compliance
Lightning Source LLC
LaVergne TN
LVHW030728061126
851857LV00019B/2034